中医

护理人才培养与专科建设实践

/主编/

林美珍　魏　琳　黄绮华　林静霞

上海科学技术出版社

图书在版编目（CIP）数据

中医护理人才培养与专科建设实践 / 林美珍等主编. 上海 : 上海科学技术出版社, 2025. 10. -- ISBN 978-7-5478-7350-2

Ⅰ. R248

中国国家版本馆CIP数据核字第202555C201号

中医护理人才培养与专科建设实践

主编　林美珍　魏　琳　黄绮华　林静霞

上海世纪出版(集团)有限公司
上 海 科 学 技 术 出 版 社　出版、发行
(上海市闵行区号景路159弄A座9F-10F)
邮政编码 201101　　www.sstp.cn

字数 120 千字
2025 年 10 月第 1 版　2025 年 10 月第 1 次印刷
ISBN 978-7-5478-7350-2/R·3364
定价：100.00 元

内容提要

中医护理人才培养是推动中医护理事业发展的核心动力，专科建设则是提升中医护理服务能力的重要保障。本书系统阐述了中医护理人才培养的理论基础、实践路径及专科建设策略，旨在为中医护理临床工作者、教育者及管理者提供全面的指导与参考。

《中医护理人才培养与专科建设实践》系统构建了中医护理人才培养与专科建设的理论体系和实践路径，全书共分为四个章节，形成了一套完整的人才培养与专科建设方案。首先从宏观视角切入，深入剖析中医护理人才培养的时代背景与发展需求。通过全面梳理中医护理在人才队伍建设、服务模式创新、专科发展及国际交流等方面的现状，客观分析当前面临的机遇与挑战，为后续人才培养体系的构建提供了坚实的理论基础。其次创新性地提出“因人施教”的培养理念，构建了“打基础—强内涵—谋发展”的三阶段进阶式培养路径。重点阐述了从基础认知能力培养、到临床应用能力提升、再到资深专家锻造的系统化培养方案，详细制定了各层级人才的具体培养措施和评价标准。基于“因才施用”的原则，针对不同发展阶段护理人才的特点，建立了个性化的人才使用体系。从旭日东升的中医骨干护士，到中流砥柱的中医专家护士，再到柱石之坚的资深专家护士，形成了完整的人才梯队建设方案。最后聚焦中医护理专科建设，通过历史溯源展现中医护理的独特价值，深入剖析当前教育体系、学科建设和政策环境中存在的关键问题。在此基础上，提出了包括深化教育改革、优化培养模式、完善政策支持等在内的系统性解决方案，并构建了中医护理质量指标体系，为推进服务规范化、标准化提供了科学依据。

本书立足于中医护理人才培养与专科建设的实际需求，结合理论与实践，为中医护理事业的可持续发展提供了系统性解决方案。全书内容翔实，结构清晰，既可作为中医护理管理者的参考指南，亦可作为院校护理教育的培训教材，对推动中医护理学科发展具有重要的学术价值与实践意义。

编委会名单

前言

中医护理作为中医药事业的重要组成部分，承载着中华民族数千年的健康智慧，以“整体观念”“辨证施护”为核心思想，在疾病预防、治疗、康复及健康促进中发挥着独特而重要的作用。随着“健康中国”战略的深入推进，中医药事业迎来了前所未有的发展机遇，同时也对中医护理人才的专业素养、实践能力和创新精神提出了更高要求。

当前，中医药发展迎来前所未有的历史机遇。《“健康中国 2030”规划纲要》明确提出要充分发挥中医药独特优势，这为中医护理的现代化转型提供了政策契机。随着“健康中国”战略的深入推进及中医药事业的蓬勃发展，中医护理面临着前所未有的机遇与挑战：一方面，政策层面持续加码，《“十四五”中医药发展规划》等文件明确提出中医护理领域正面临人才结构优化、技术传承创新、服务模式拓展等多重课题。如何构建科学高效的人才培养体系，让中医护理人员既能深耕传统理论与技术精髓，又能适应现代医疗环境与健康需求，成为推动学科发展的关键所在。另一方面，广东省中医院作为中医护理领域的探索者与实践者，在多年的临床实践与教学研究中，积累了丰富的人才培养经验，形成了一套兼具系统性与实践性的培养模式。

本书基于广东省中医院的实践成果，聚焦“中医护理人才培养与专科建设”两大核心主题，旨在为行业提供可借鉴、可推广的思路与方法。全书以“因人施教、因才施用”为核心理念，系统阐述了中医护理人才的成长路径：从初学者的基础能力培育，到骨干护士的临床应用进阶，再到资深专家的学术引领与创新，构建了涵盖“认—知”能力、临床实践能力、科研创新能力的全周期培养体系，并详细解析了不同成长阶段的目标、内容、方法与评价标准。

同时，本书结合中医护理专科建设的历史沿革与时代需求，深入探讨了学科发展面临的挑战与突破路径，涵盖质量控制指标构建、标准化服务体系建设等关键领域，为中医护理专科的规范化、高质量发展提供了实践指引。书中融入了大量临床案例与实操经验，既有对传统中医护理技术的传承总结，也有对现代科技与中医护理融合的创新探索，力求理论与实践相结合，为读者呈现立体、鲜活的中医护理人才培养与专科建设图景。

希望本书能为中医护理临床实践者、教育工作者及管理者提供有益的参考，助力培养更多兼具深厚中医底蕴、精湛专业技能和开阔创新视野的中医护理人才，推动中医护理学科在传承中创新、在创新中发展，为保障人民健康、促进中医药事业繁荣发展贡献力量。

本书编委会

2025 年 7 月

目录

第一章

绪论

一、中医护理人才培养与专科建设实践的背景及需求 / 3
(一) 发展基础 / 3
(二) 发展形势 / 10
二、中医护理人才培养与专科建设实践的现状 / 12
(一) 中医护理人才的院校培养 / 12
(二) 中医在职护士继续教育现状 / 12

第二章

因人施教,中医护理人才培养三步路径

一、绘制中医护理人才成长的路线图 / 17
(一) 个人兴趣与能力评估 / 18
(二) 目标设定 / 20
(三) 人才成长的阶梯 / 21
二、打基础,中医护理"认一知"能力培育 / 25
(一) 中医护理基础理论 / 25
(二) 中医护理技能 / 30
(三) 临床实践能力 / 35
三、强内涵,中医护理临床应用能力进阶培养 / 38

(一) 中医专科护士的培养——成为骨干 / 38
(二) 中医护理技术导师培养——成为专家 / 47
四、谋发展，中医护理资深专家培养 / 54
(一) 中医专科护士资质认证 / 54
(二) 中医“名护”培养 / 58
(三) 中医护理门诊出诊护士能力评价与资质认证 / 61

第三章

因才施用，中医护理人才培养成效

第一节　中医骨干护士，旭日东升 / 71

一、中医骨干护士的特点与优势 / 71
(一) 专业能力：快速迭代的“技术新锐” / 71
(二) 职业素养：活力驱动的“创新基因” / 72
二、描绘中医骨干护士的“青涩年华” / 74
(一) 青年活力，提升服务呈现度 / 74
(二) 青年动力，点燃科技创造力 / 76
(三) 青年才力，“智”造科普趣味感 / 77
(四) 青年毅力，开动科研创新马力 / 79
三、小结 / 80

第二节　中医专家护士，中流砥柱 / 80

一、中医专家护士的特点与优势 / 80
(一) 职业素养：中医底蕴，全局思维 / 81
(二) 专业能力：经验丰富，技术全面 / 81
(三) 角色定位：团队中的“枢纽”与“导师” / 81
(四) 潜在挑战与应对建议 / 82
二、打造中医专家护士的“金色时代” / 82
(一) 中年耐力，深化服务品质化 / 83

（二）中年精力，驱动专科内涵化 / 85
三、中年实力，提升教学多元化 / 86
（一）经验赋能，个性化教学模式的主导者 / 86
（二）多元融合，构建立体化教学体系的革新者 / 87
（三）实践导向，强化临床教学基地建设的主力军 / 88
四、中年魄力，推动科研精准化 / 89
（一）精准定位，临床关键科研课题的锚定者 / 89
（二）科学严谨，运用前沿研究方法技术的指导者 / 89
（三）成果转化，促进科研临床深度融合的推动者 / 89
五、小结 / 90

第三节　中医资深专家护士，柱石之坚 / 90

一、中医资深专家护士特点与优势 / 90
（一）专业能力：深耕细作，经验即“资源库” / 91
（二）职业素养：岁月沉淀的“守护者” / 91
（三）角色价值：行业中的“传帮带”核心 / 92
（四）潜在挑战与适配建议 / 92
二、书写中医资深专家护士的“红色经典” / 93
（一）高年高资历，迎难而上攻痼疾 / 93
（二）高年高统筹，引领学科攀高峰 / 96
三、小结 / 98

第四章

中医护理专科建设与发展

第一节　中医护理学的历史沿革与时代价值 / 103

一、萌芽阶段：远古至先秦时期 / 103
二、形成阶段：秦汉至隋唐时期 / 104
三、发展阶段：宋元明清时期 / 104

四、现代化阶段：近现代至当代 / 105

第二节　中医护理质量控制指标的构建 / 105

一、中医护理安全管理十大目标 / 106
（一）加强中医温热疗法管理，预防烫伤事件 / 106
（二）完善中医护理针刺操作，提高用针安全 / 107
（三）规范中医器具消毒及感控管理，防止交叉感染 / 107
（四）健全中医护理技术操作规范，预防不良反应发生 / 108
（五）规范中药注射剂使用，预防药物不良反应 / 108
（六）规范中药口服给药管理，提高中药服药安全 / 109
（七）关注皮肤保护，避免医源性皮损发生 / 109
（八）保证中医诊疗设备功能正常，消除安全隐患 / 109
（九）加强灸疗管理，有效减少艾灸烟雾对人体刺激，保证人身安全 / 110
（十）规范火源管理，保证操作环境安全 / 110
二、中医护理质量控制指标的理论基础 / 110
（一）Donabedian 的三维质量结构模式 / 111
（二）中医护理质量控制指标研究现状 / 111
（三）中医护理质量控制指标构建的过程 / 112
（四）中医护理质量控制指标的内容 / 113
（五）中医护理质量控制指标的应用 / 130
（六）中医护理质量控制指标的问题与挑战 / 132

第三节　中医护理标准化服务体系的建设与实践 / 133

一、中医护理标准化建设背景 / 133
二、中医护理标准化建设现状 / 134
三、中医护理标准化服务体系构建 / 135
四、中医护理标准化服务体系实施路径 / 136
五、中医护理标准化服务体系的应用与持续改进 / 138

第四节　中医护理发展面临的挑战与瓶颈 / 138

一、教育体系的困境与文化传承危机 / 139

（一）师资队伍与培养机制断层 / 139

（二）教材体系与临床实践脱节 / 139

（三）院校教育中医文化浸入挑战 / 140

二、学科体系建设的滞后与规范化难题 / 140

（一）中医护理术语体系与操作标准亟待完善 / 140

（二）科研创新能力不足，循证依据有待加强 / 140

第五节　破解传承与创新困境，中医护理的未来之路 / 140

一、深化中医护理教育改革 / 141

（一）优化课程体系与教学内容 / 141

（二）发展中医护理教育和在职教育 / 141

二、打造多元化中医人才培养模式 / 141

（一）扩大中医护理招生与培训规模 / 141

（二）完善中医护理的继续教育培训 / 142

三、拓展中医护理服务领域与模式 / 142

（一）深化内涵建设，拓宽中医护理服务广度 / 142

（二）创新服务模式，筑牢中医护理服务深度 / 143

（三）深耕特色领域，满足特定人群健康需求 / 144

四、提升中医护理社会认同与影响 / 145

（一）多维宣传以筑牢公众认知度 / 145

（二）国际标准彰显文化自信 / 145

参考文献 / 147

第一章

绪论

中医药是中华民族的瑰宝，人才是中医药发展的第一资源，是中医护理学科发展的基础和保障。《全国护理事业发展规划（2021—2025年）》明确提出：创新中医护理模式，提升中医护理水平，充分发挥中医护理在疾病治疗、慢病管理、养生保健、康复促进、健康养老等方面作用。传承岐黄薪火，赋能健康未来。护理人员是中医护理发展的“关键引擎”，中医护理作为中医药事业的重要组成部分，在疾病预防、治疗和康复中发挥着独特作用。中医护理人才培养不仅是中医药事业发展的基石，也是提升公众健康水平、促进社会和谐与经济可持续发展的重要途径。广东省中医院作为全国中医护理领域的领军机构，其中医护理人才培训模式的形成过程具有重要的示范意义。本章节将从中医护理人才培养的背景、需求和中医护理人才培养现状这两个方面，探讨广东省中医院中医护理人才培养的形成与发展。

一、中医护理人才培养与专科建设实践的背景及需求

（一）发展基础

1. 队伍建设不断加强，多元培养模式逐步形成

广东省中医院成立于1933年，作为我国近代最早的中医医院之一，医院从一开始就注重医教研一体化的发展模式，并开创了中医现代护理模式，为中医护理人才培养奠定了基础。改革开放后，广东省中医院在全国率先开启管理体制和运行机制改革，将中医护理作为重点发展方向，提出“发挥中医特色与优势”的理念，逐步建立起中医护理人才培养的框架。

作为全国中医护理领域的领军机构，广东省中医院护理人才队伍建设在近年来取得了显著成效。通过优化人才结构、创新培养模式、加强亚专科建设以及推动科研与标准化发展，医院不仅提升了护理服务质量，还为中医护理的传承与创新注入了新的活力。通过合理配置人力资源，优化护士队伍结构，逐步提高了高学历护理人员的比例。此外，还注重引进高职称、高素质的中医护理人才，进一步提升了队伍的整体水平。

广东省中医院在护理人才培养方面不断创新，形成了多元化的人才培养模式。通过建立多层次的人才培养体系，覆盖从基础护理到高级护理实践的各个阶段；通过“中医护理骨干人才培训项目”等国家级项目，进一步提升护理人员的专业水平；通过理论授课、临床观摩、操作实训等多种形式，全面提升护理人员的综合能力；通过分阶段渐进培训，将培训分为基础理论、临床实践和科研创新三个阶段，逐步提升护士的中医护理能力。此外，还采用专题讲座、集中授课、示范操作、分组讨论、情景模拟、案例分析等多种形式，确保护理人员全面掌握中医护理知识和技能。随着中医护理人才队伍的不断壮大和多元培养模式的逐步完善，我们相信中医护理将在保障人民健康、促进医疗卫生体系多元化发展方面发挥更加重要的作用。

2. 服务模式不断创新，服务范畴持续拓展

在老龄化社会与慢性病高发的双重挑战下，中国传统医学智慧正在护理领域绽放异彩。中医护理服务模式以“治未病”理念为核心，依托现代科技手段展开系统性革新，构建起覆盖全生命周期的新型健康服务体系。广东省中医院通过智能化平台建设、智慧药房、技术标准化和跨区域合作等多方面的努力，显著提升了中医护理的智能化水平。这些举措不仅优化了患者的就医体验，也为中医护理的现代化和高质量发展提供了有力支持。不仅重塑着医疗服务的供给形态，更在健康中国战略中开辟出独特的实践路径。

千年智慧与现代科技的深度融合，中医护理的数字化转型正在突破传统诊疗的时空边界：广东省中医院开发了多个智能化护理平台，如“互联网+护理服务”网约护士平台，患者可以通过微信服务号预约护士上门服务，享受艾灸、穴位按摩、刮痧等中医特色护理技术；积极探索中医智能诊疗服务，利用人工智能技术对患者进行中医体质辨识评估，并在健康干预中辨证开展艾灸、穴位按摩等中医特色护理技术，实现了精准化护理。

多年来，广东省中医院坚持“靠中医特色优势发展医院”，把“提高中医药临床疗效”作为医院的核心战略目标。注重加强医护药协作，推进中医特色优质护理，为提高临床疗效提供保障。广东省中医院中医护理是国家临床重点专科,已建设成为国家中医药优势特色教育培训基地。中医护理门诊建设与管理规范实践填补多项国内行业空白,发布中医护理门诊建设团体标准、构建高水平中医护理人才核心能力培养及评价体系、开展中医专科护士资质认证、制定中医护理门诊文书规范4项成果均为全国“率先”。

广东省中医院坚持“以病人为中心”,成立中医护理特色专项小组,深入挖掘疗效显著的中医特色护理技术,严格落实中医护理方案,以辨证施护为重要依据,形成有中医特色的专科优质护理服务,并在实践中多途径创新中医护理一百多个项目,加以积极推广和应用。在推动中医护理发展的过程中,始终坚持临床问题为导向,积极探索运用中医护理技术解决临床实际问题:如丁香肉桂粉配合脐灸改善心力衰竭患者的胃肠道症状;平衡火罐行气通络、温中散结可治疗胸痹患者便秘;刺络放血改善肝阳上亢型高血压患者的头胀、头晕等;在外科,护士积极运用中医护理技术防治围术期的并发症,如用脐疗缓解术后胃肠道瘀血、热奄包外敷促进术后胃肠功能恢复、耳穴压豆用于术前焦虑失眠的患者等,促进了术后早期快速康复,形成了医疗、护理互促发展的良性循环。

广东省中医院护理人不仅具备中医特色疗法的看家本领,现代医学护理技术也绝不逊色,比如,人工肝、体外膜肺氧合(ECMO)联合血液净化(CRRT+DPMAS)以及连续肾脏替代治疗(CRRT)串联人工肝血浆置换治疗操作技术、创新ECMO 4E管理模式等。在医院各项政策和机制的推动下,中医护理蓬勃发展,同时向标准化、同质化迈进。以循证护理、标准化等科研方法为抓手,将“统一、简化、协调、优化”的标准化原理引入中医护理服务领域。先后获批广东省质监局《中医特色护理先进标准体系试点项目》《中医特色护理先进标准体系示范点项目》,逐步构建了中医特色护理标准体系,并通过循证溯源、专家咨询、临床实践,修订、制订了500余项中医护理相关的服务标准、规范,制定发布了一批中医护理地方、团体标准。运用科学方法推动了中医护理的同质化发展、保障了患者安全,有效提升了临床护理工作的效率和质量。

在“健康中国2030战略”指引下,中医护理服务模式的创新实践,正在书写传统医学现代化转型的生动范本。这种创新不是对西方医学体系的简单模仿,而是立足本土智慧的范式革命。当艾灸的温热遇见传感器的精准,当经络学说邂逅大数据算法,千年医学智慧正以科技为翼,构建起具有中国特色的健康服务体系。

3. 依托重点专科建设,优质护理服务持续深化

“优质护理服务”是指以患者为中心,强化基础护理,全面落实护理责任制,深化护理专业内涵,整体提升护理服务水平。在医疗服务质量持续改进的背景下,重点专科建设已成为推动护理服务转型升级的关键抓手。通过专科化、精细化、标准化的建设路径,护理服务正在突破传统模式,向着更高品质、更广覆盖、更深内涵的方向迈进。

“十二五”中医药发展规划中首次将中医护理纳入重点专科建设,通过三批优势病种中医护理方案的发布及应用,突出了中医护理服务的内涵及特色。自此以后,“十三五”及“十四五”中医药发展规划亦不断提出要加强中医护理的发展,发挥中医护理特色优势。为了进一步加强中医护理工作,国家中医药管理局先后发布了《中医医院中医护理工作指南》和《关于加强中医护理工作的意见》,从管理层面、临床护理实施、质量评价等方面,指导各中医医院的中医护理工作的开展,旨在充分发挥中医护理在提高临床疗效中的重要作用。

中医护理注重“整体观念”和“辨证施护”,强调个性化护理方案的制定,充分发挥中医在预防、治疗、康复等方面的优势。同时,优质护理内涵持续深化,护理人员不仅关注患者的生理健康,还注重心理调适、饮食调理和生活习惯的改善,全面提升患者的健康水平。为发挥中医药优势,实施“一人一方一策”,广东省中医院在优势病种中医护理方案的基础上,每个专科都凝练出彰显中医护理特色的“四个一”:一技、一操、一茶、一汤,即一项中医特色技术、一套中医经络养生操、一道中医辨证健康茶、一款中医调护药膳汤,为患者提供具有专科化的全方位优质中医护理服务。一技、一操、一茶、一汤,兼顾治、护、养于一体,不仅体现了中医药的深刻内涵,满足了患者的个体化护理需求,在增强患者体质、改善症状、提高临床中医护理疗效发挥了重要作用。

广东省中医院高度重视标准化工作,将“标准化建设”作为医院发展规划战略任务之一。2015 年,广东省中医院《中医特色护理先进标准体系试点项目》被遴选为广东省“现代服务业标准化试点”单位,是全省首个护理类服务标准体系试点单位。2021 年,在试点项目的基础上,医院获省市场监督管理局批准为广东省中医护理服务标准化示范点项目。示范点项目立项以来,医院以标准化示范建设为抓手,对内夯实标准化基础,大力推动中医服务质量提升;对外增强示范带动作用,积极推广中医护理服务标准体系,助力行业规范化发展。目前,广东省中医院通过标准化示范点建设,创新构建了“三个一”的推广模式,助力中医护理行业发展:搭建了一套中医特色护理服务标准体系,构建了一支中医名护师资队伍,创新了一套中医护理人才培养模式。

重点专科建设正在引领护理服务向更高层次迈进。通过专业化、标准化的系统推进,护理服务的内涵不断丰富,质量持续提升。这种举措不仅提高了患者的就医体验,更彰显了护理专业的价值。未来,随着重点专科建设的深入推进,中医护理服务必将在健康中国建设中发挥更大作用。

4. 护理临床教学、科研素养得到提升

护理临床教学与科研素养是护理事业发展的两大基石。在新时代背景下,随着医疗技术的飞速发展和人民群众健康需求的不断提升,护理工作面临着前所未有的机遇与挑战。提升护理临床教学质量和科研素养,已成为推动护理事业高质量发展的关键所在。

广东省中医院在中医护理人员的临床教学和科研水平方面表现突出,形成了以临床实践为基础、科研创新为驱动、教学传承为支撑的综合性发展模式。医院高度重视护理人员的临床教学,建立了多层次的人才培养体系,涵盖从基础护理到高级护理实践的各个阶段。医院设有 60 个国家级、省级专科护士培训基地,是广东省唯一一家国家中医护理骨干人才培训单位,已为全国培养了千余名中医护理人才。医院作为广州中医药大学和湖南中医药大学的护理硕士生培养点,拥有丰富的教学资源和平台。护理部曾荣获“全国巾帼文明岗”“全国五一巾帼标兵岗”等荣誉称号,展现了其在教学领域的卓越表现。医院注重亚专科人才培养,推动脑病、肾病、外科、危重症等护理亚专科建设,形成了具有专科特色的护理方案，全面提升综合服务能力。医院通过“中医护理骨干人才培训项目”等国家级项目，推广火龙罐、固元灸、耳穴压豆等近100项中医特色护理技术，培养了大批中医护理人才。

中医护理临床教学与科研素养的全面提升，是推动中医护理事业可持续发展的关键。广东省中医院在中医护理人员的临床教学和科研水平方面，通过多层次人才培养、科研创新、标准化建设等，形成了独具特色的发展模式。这些实践不仅提升了中医护理的专业能力，也为中医护理事业的现代化和高质量发展提供了有力支持。

5. 中医护理国际交流不断扩大

中医护理作为中医药文化的重要组成部分，近年来在国际交流中取得了显著进展。随着全球健康需求的多元化和中医药国际影响力的提升，中医护理以其独特的理论体系和实践方法，逐渐成为国际护理领域的重要补充。中医护理国际交流的不断扩大，不仅推动了中医药文化的全球传播，也为世界护理学科的发展注入了新的活力。

粤港地区合作，推动中医护理技术互认与推广。广东省中医院与香港中医医院在中医护理领域的合作不断深化。2025年2月，香港中医医院的护理团队到广东省中医院进行为期三个月的进修学习，深入掌握火龙罐、耳穴压豆等中医特色护理技术，并将这些经验带回香港，提升当地中医护理服务水平。此次合作得到了粤港两地政府的高度支持，未来双方将在人才培养、科研协作、标准互认等方面加强联动，推动中医护理技术的跨区域应用。

中德两国合作，探索中医药“出海”新路径。广东省中医院与德国富尔达大学附属医院、德国埃森米特医院等机构签订合作协议，在人才培养、品牌传播等方面展开广泛合作。德方代表团对广东省中医院的中西医结合成果表示高度认可，并计划进一步推广针灸、刮痧、拔罐等中医特色技术。

广东省中医院通过国际学术交流以及健康科普等多种形式，不断扩大中医护理的国际交流与合作。这不仅提升了中医护理的国际影响力，也为中医药事业的全球化发展提供了有力支持。

6. 中医护理学术传播平台逐步推进

中医护理学术传播平台的建设,标志着中医护理事业发展进入新阶段。这个平台不仅是技术工具,更是连接传统与现代、理论与实践的重要纽带。在健康中国战略背景下,平台建设对推动中医护理学科发展、提升中医护理服务质量具有深远意义。平台建设对中医护理学科发展具有重要推动作用。它不仅能够促进学术交流,还能推动中医护理标准化建设,为中医护理人才培养提供有力支撑。

广东省中医院在中医护理学术传播平台的建设方面取得了显著进展,通过多层次、多形式的学术交流与合作,逐步推进中医护理的学术传播与推广;积极主办和参与各类中医护理学术会议与论坛,为中医护理学术传播提供了重要平台。2023 年 6 月,广东省中医院承办了“第一届珠江护理论坛”,发布了《广东省中医护理质量控制指标(试行)》和《广东省中医护理安全管理十大目标(试行)》,推动了中医护理的规范化与标准化发展。2023 年 12 月,广东省中医院主办了“首届经典中医护理大会”,邀请了全国 500 余名中医药同道参与,围绕中医护理管理、危重症护理实践、团队建设及人才培养等主题展开深入探讨。

广东省中医院积极推进学术成果的发布与推广。通过发布学术专著和标准,进一步推动中医护理学术传播:《岭南特色专科专病护理丛书》,该丛书共 12 册,涵盖了妇儿、肺病、脑病、肾病等多个专科领域,结合岭南地区的中医特色,系统总结了中医护理的实践经验,为中医护理事业的高质量发展注入了新动力;粤港澳大湾区共同执行标准,广东省中医院牵头制定了《老年居家护理服务规范》,推动居家护理服务向规范化、标准化和同质化发展,提升了大湾区老年人的幸福感和获得感。

广东省中医院积极推进跨区域合作与帮扶。通过“岭南中医护理联盟”“粤港澳大湾区中医护理联盟”等平台,推动中医护理技术的交流与合作。此外,医院还通过援非、援疆、援藏等帮扶项目,将中医护理技术推广到更多地区,提升了基层医院的中医护理水平。

（二）发展形势

1. 中医护理发展面临的机遇

近年来，中医护理在政策支持、技术创新和国际交流等多重因素的推动下，迎来了前所未有的发展机遇。随着全球健康需求的多元化和中医药国际影响力的提升，中医护理以其独特的理论体系和实践方法，逐渐成为现代医疗体系中不可或缺的一部分。

国家出台了一系列政策文件，为中医护理的发展提供了强有力的支持。《全国护理事业发展规划（2021—2025 年）》明确提出，要推动中医护理发展，加强与国际及港澳台地区的护理交流合作。此外，《进一步改善护理服务行动计划（2023—2025 年）》也强调，要创新中医护理服务模式，提升中医护理服务质量，推动中医护理向基层和家庭拓展。这些政策为中医护理的发展提供了强有力的支持。2025 年广东中医药工作会议明确提出，要聚焦中医药人才培养、科技创新和文化弘扬，推动中医药高质量发展。广东省中医院作为国家中医药管理局重点专科建设单位，将在政策红利下进一步发挥中医护理的特色优势。

社会需求与健康观念转变为中医护理的发展带来曙光。随着人们对健康管理的日益重视，中医护理在慢性病管理、老年护理、康复护理等领域的需求不断增加。广东省中医院通过中医护理门诊、延续护理等服务模式，满足了患者多样化的健康需求。此外，中医护理“简、便、验、廉”的特色优势，使其在基层医疗中具有不可替代的作用。

2. 中医护理发展面临的挑战

尽管广东省中医院在中医护理领域取得了显著成就，但在发展过程中仍面临一些挑战。这些挑战既包括行业共性问题，也涉及中医护理特有的困难。

标准化建设亟待统一规范。中医护理技术的标准化和规范化程度不足，是当前面临的首要挑战。不同地区、不同机构对中医护理技术的操作方法和评价标准存在较大差异，导致中医护理质量参差不齐，影响了患者的就医体验和中医护理技术的推广。广东省中医院虽然通过制定团体标准和专利推动规范化，但在全国范围内的推广和普及仍需进一步努力。

人才培养供需失衡与培训体系不完善。中医护理人才的培养周期较长,且需要兼顾中医理论与现代护理技术的融合。尽管广东省中医院通过多层次人才培养体系培养了千余名中医护理骨干,但面对日益增长的社会需求,中医护理人才的数量和质量仍显不足。此外,基层医疗机构的中医护理人才匮乏问题尤为突出,限制了中医护理技术的下沉与推广。

中医护理智能化与信息化的技术瓶颈。尽管广东省中医院在中医护理智能化方面取得了显著进展,但仍面临一些技术瓶颈。例如,中医护理技术的数字化建模和人工智能应用尚处于起步阶段,如何将中医辨证施护的理念与智能化技术结合仍需深入研究。此外,中医护理数据的采集、分析和共享也面临标准化和隐私保护等问题。

中医护理国际化推广的文化差异与标准化难题。中医护理在国际化进程中面临文化差异和标准化难题。由于中医护理的理论体系与西方医学存在较大差异,其在国外的推广和应用受到一定限制。此外,中医护理技术的标准化程度不足,也影响了其在国际护理领域的认可度。为推动中医护理的国际化发展,需要加强中医护理技术的标准化研究,制定国际认可的操作规范。同时,应加强中医护理人才的国际化培养,提升其跨文化交流能力,推动中医护理技术与国际护理体系的融合。

未来中医护理学科发展可以从理论研究与技术创新入手,深入开展中医护理科学研究,构建中医护理特色理论框架及服务模式;深入挖掘显效中医特色技术,推动中医护理"产学研"一体化发展;同时,梳理中医护理学专科分支,整合资源,强化其独特优势,推动中医护理学科系统化、专业化发展,打造岭南中医护理金招牌,形成以患者福祉为中心,以中医文化为底蕴,以特色技术为支撑的高品质中医护理服务模式。广东省中医院护理团队将致力于推进中医护理学科的卓越发展,汲取先进的护理技术和研究成果,在政策的有力推动和社会对高品质医疗服务的需求驱动下,在中医护理的道路上不断创新和超越,为百姓提供安全、舒适、高质量的中医护理服务。

二、中医护理人才培养与专科建设实践的现状

（一）中医护理人才的院校培养

广东省中医院坚持科技兴院、人才强院，始终将人才培养作为高质量发展的核心抓手，实施朝阳人才、拔尖人才、青苗计划等人才专项，梯次培育临床型、研究型人才。依托国内外合作项目培育复合型人才。利用中澳地区、中瑞、中荷项目，选派青年骨干外出研修、攻读博士学位等，培养一批具有国际视野的研究型人才。人才培养是发挥中医特色、打造护理教育品牌、培育优秀师资力量的又一生动实践。

广州中医药大学已有近 50 年护理专业开办历史，是国内最早开办本科护理教育的高等中医药院校之一。2006 年，其护理学专业被评为广东省名牌专业；2010 年，护理学专业成为国家级特色专业建设点；2011 年，广州中医药大学成为全国首批护理学一级学科硕士点授权单位；2012 年，中医护理学被评为国家中医药管理局重点学科，2019 年，护理学专业被评为教育部“双万计划”省级一流本科专业建设点。近 50 年来，秉承“技能为本、仁爱为魂、中医为韵”的办学理念，突出中医护理特色和临床护理教学优势，为社会培养了 4 000 多名具有现代护理和中医护理两套理论技能的高级护理人才。专业分为中医护理和涉外护理两个方向，致力于培养“个性化、专科化”的高层次护理专业人才。

只有不断提升中医护理教育的质量和水平，才能为社会输送更多高素质的中医护理人才。未来，通过加强院校合作和推动继续教育，进一步提升中医护理人才的培养质量，推动中医药事业的可持续发展。

（二）中医在职护士继续教育现状

广东省中医院建立了多层次的在职护士继续教育体系，涵盖从基础护理到高级护理实践的各个阶段。医院在中医护理技术的传承与创新方面表现突出，继续教育注重中医特色技术的应用与推广。广东省中医院开展了近 100 项中

医护理技术，如火龙罐、固元灸、耳穴压豆等，并将这些技术纳入继续教育内容。同时，广东省中医院通过科研与教学的结合，推动中医护理继续教育的高质量发展。

“一花独放不是春，百花齐放春满园。”广东省中医院护理团队秉着“传承精华，守正创新”的理念，以培养临床专家型护理人才为目标，以知导行，不断提升认知能力；知而必行，不断强化实践能力；行而后知，不断培育反思能力。在专科护士人才培养的道路上不断创新发展，知行合一全面提升专科护理服务能力和水平，为人民群众提供全方位全周期的高级护理实践服务。专科护士的临床实践培养应注重“理论实践一体化”，将理论教学与临床实践紧密结合；以案为例，知行相融，以临床护理个案为抓手，以高级健康评估为基础开展专科护士临床实践教学，促进专科护理服务更加贴近临床、贴近患者、贴近社会。对完善专科护士临床实践培养模式，进一步推动高水平专科护士队伍建设起到重要作用。

第二章

因人施教，中医护理人才培养三步路径

广东省中医院创新性地提出了“因人施教”的培养理念，构建了“打基础—强内涵—谋发展”的三阶段进阶式中医护理人才培养路径。

一、绘制中医护理人才成长的路线图

中医护理人才的成长路径是一幅精妙绝伦且复杂深邃的路线图，其培养历程严格遵循着“知常达变、循序渐进”这一内在的成长规律。整个专业发展过程呈现出一种螺旋式上升的认知深化态势，完美融合了理论知识与实践经验，可细致划分为四个紧密相连的关键阶段：基础学习期、临床实践期、经验深化期以及传承创新期。

在基础学习期，这是一切的起始点，就如同为一幢大厦夯实根基一般，中医护理人才需要系统且全面地学习中医基础理论知识，包括阴阳五行、藏象学说、经络理论以及病因病机等核心内容。这一阶段的学习为日后的专业发展筑牢了坚实的理论基础，使护理人员能够深刻领会中医整体观与辨证施护的核心思想与精髓要义，为接下来的实践操作提供扎实的知识储备。

临床实践期则是理论知识与实际操作的交汇点。护理人才步入临床一线，在真实的情境中运用所学理论知识，面对各种复杂多变的患者病情，通过大量的临床案例积累实践经验。在这个过程中，他们学会将中医理论与实际护理操作紧密结合，熟练掌握各项中医护理技术，例如艾灸、拔罐、刮痧等特色疗法。同时，这一阶段的实践锻炼也让他们在辨证施护方面的能力得到了显著提升，能够根据患者的个体差异制定出具有针对性的个性化护理方案。

经验深化期是中医护理人才成长历程中的关键转折点。经过前期的理论学习和临床实践积累，护理人才逐渐形成了自己独特的护理经验和专业见解。他们开始对过往的案例进行深入的分析与总结，从中提炼出规律性和指导性的知识，进一步完善和丰富自己的知识体系。这一阶段，他们不仅能够在日常护理工作中熟练运用中医护理技术，还能够在面对复杂病症时，灵活运用中医理论进行辨证论治，为患者提供更加精准、有效的护理服务。

传承创新期则是中医护理人才成长的升华阶段，也是整个路径图的最终目标指向。当护理人才积累了丰富的临床经验和深厚的理论知识后，他们肩负起传承和发扬中医护理特色的重要使命。通过开展学术研究、撰写专业论文、参与学术交流等方式，将自己所学所得进行总结和传播，推动中医护理学科的持续进步与发展。同时，他们还注重结合现代科技手段和医学研究成果，对中医护理理论和技术进行创新与改进，使其能够更好地适应现代社会的医疗需求。

（一）个人兴趣与能力评估

在中医护理人才成长的漫漫征途上，“兴趣是最好的老师，能力是最坚实的基石”。精准且全面的个人特质与职业定位双向匹配机制，宛如一个精准的导航系统，为护理人才指引着前行的方向。通过科学系统的兴趣测评与能力评估体系，能够实现人才特质与中医护理专业要求的精准对接，以个人兴趣为强劲驱动力，以能力评估为可靠依据，为职业发展奠定坚实且科学的基础。

1. 个人兴趣评估

兴趣是驱动个人投入并坚持一项事业的强大内在动力，对于中医护理人才的培养尤为关键。一方面，要考察个人对于中医文化的深度认同感。例如，是否对中医理论中博大精深的阴阳五行、脏腑经络等核心概念怀有浓厚的探究兴趣；是否高度认同中医“整体观念”“辨证施护”等独特诊疗理念，将其视为指导护理实践的珍贵思想瑰宝；是否愿意积极投身于传统中医护理技术的传承与发扬工作，如艾灸、拔罐、穴位贴敷等特色疗法。

另一方面，需考量个人的职业动机与学习意愿。具体表现为是否对中医护理在慢性病管理、康复护理、治未病等领域的广泛应用前景持续保持热情，愿意长期扎根于中医护理领域，心甘情愿地适应其中理论与实践紧密结合、相互促进的学习与工作模式。此外，个人对于实践的参与倾向也至关重要。例如，是否热衷于参与各类中医特色护理操作，艾灸、刮痧等，并且在实践中展现出积极主动的态度；是否对中医健康宣教、医患沟通等社会服务类工作怀有浓厚的兴趣，乐于在这些方面发挥自己的才能，为患者提供全方位的护理关怀。

2. 个人能力评估

个人能力评估是衡量护理人才是否适合从事中医护理工作以及能否在该领域取得长远发展的关键环节。首先，基础学习能力是中医护理人才培养的基石，直接决定了人才对专业知识的掌握程度和学习效果。主要体现在对中医理论的深刻理解力以及现代医学知识的高效整合能力上。通过形式多样的系统化考核方式，如笔试、案例分析等，全面考察护理人才能否精准把握中医经典文献的核心要义、诊疗要领，同时能够将现代医疗领域的前沿成果与中医护理知识有机结合，实现中西医护理技术的协同应用，为临床实践提供坚实的理论支撑。

实践操作能力作为中医护理专业性质的核心体现，涉及具体护理技术的规范操作与灵活应用。借助临床考核、情景模拟等科学有效的评估手段，重点考察护理人才在中医技术操作方面的熟练程度与精准性，如耳穴压豆、艾灸、刮痧等手法是否规范、到位。同时，着重评估其临床应变能力，即在辨证施护过程中，能否根据患者病情的实时变化迅速做出准确判断，并灵活调整护理方案，以确保患者得到最适宜的护理服务。此外，中医护理领域蕴含着丰富的人文精神，因此人文关怀能力、患者沟通技巧以及健康教育能力也成为评估的关键维度。通过模拟医患沟通情景、问卷调查等方式，深入评估护理人才是否能够秉持以患者为中心的服务理念，与患者建立起和谐、信任的医患关系，并且能够运用通俗易懂的语言向患者及其家属有效传达健康知识，提高患者对疾病的认识和自我管理能力。

在复杂多变的医疗环境中，护理人员需要具备强大的心理承受能力和职业适应能力。借助情绪稳定测试、压力模拟实验等专业手段，全面考察护理人才在高压工作环境下的心理状态以及应对机制。例如，在突发公共卫生事件的紧急情境中，能否保持冷静沉着，具备出色的团队协作能力和快速决策能力，以确保护理工作的高效、有序开展。

最后，创新是推动中医护理领域不断前进的动力源泉。通过科研论文撰写、项目提案等创新实践活动，科学评估护理人才是否具备探索中医护理现代化、标准化的科研兴趣与潜力，能否熟练运用现代科技手段，如大数据、人工智能等,为中医护理的发展注入新的活力,助力其在精准化、智能化的医疗新时代中实现华丽转身与跨越发展。

（二）目标设定

在中医护理人才的培养进程中,目标设定犹如一座明亮的灯塔,为人才的成长指引着清晰的方向。中医护理人才培养的目标设定必须兼顾传统医学的深厚传承底蕴与现代医疗的多元复杂需求,致力于锻造出一批兼具专业能力、人文素养以及创新精神的复合型护理菁英。

1. 掌握知识,强化技能,培养能力

中医护理实践能力的培养,是一场从理论根基的夯实到实践技能的精进,再到创新思维的绽放的全方位塑造之旅。首先,要以系统学习中医理论知识为坚实起点,全面且深入地掌握阴阳五行、藏象学说、经络理论、病因病机等中医核心理论体系,对中医整体观与辨证施护思想的深刻内涵了然于心。在此基础上,有机融合现代护理技术,熟练掌握基础医学、护理学、急救技能以及现代医疗设备的操作要领,实现中西医护理技术的无缝对接与协同应用。进一步聚焦中医特色护理技术,熟练运用艾灸、拔罐、刮痧、情志调护等传统中医操作技术,为患者提供多元化的中医护理服务。

核心能力的培育关键在于辨证施护,即依据患者个体差异,如体质、证候特点等,量身定制个性化护理方案。例如,针对不同体质的患者制定精准的饮食调养计划、节气养生指导方案等。为切实提升临床实践水平,需通过在医院、社区等不同医疗场景的实习实践,强化临床思维训练,重点聚焦于糖尿病、高血压等常见病及慢性病的中西医结合护理能力培养,使护理人才能够熟练驾驭各类复杂病症的护理工作。

最终,护理人才应具备适应医院、康复机构、养老院、家庭护理等多种医疗场景需求的能力。尤其是在慢病管理与康复护理领域,充分发挥中医"治未病"和整体调理的独特优势,实现中医护理价值的全方位延伸与拓展,为患者的全生命周期健康保驾护航。

2. 提高素养,推动创新,开阔视野

中医护理综合素养的提升,是一场全方位、深层次的修炼与升华。首要任务是强化医德医风教育,以“仁心仁术”为核心理念,精心培育护理人才尊重生命、关爱患者的高尚职业价值观。在此基础上,高度重视实践中的沟通与协作能力培养。通过多样化的培训与实践锻炼,显著提升医患沟通技巧,加强与中医师、康复师等多学科团队成员的紧密合作,确保护理服务的连续性与整体性,共同为患者打造全方位、高质量的医疗护理服务闭环。

进一步深化科研基础能力的培养,系统学习循证护理方法,积极参与中医护理标准化研究项目。例如,在穴位护理效果评价等方面开展深入研究,推动中医护理逐步走向科学化与规范化的康庄大道。面向未来,紧密聚焦技术融合创新前沿,积极探索中医护理与智能医疗技术的创新结合路径,如借助 AI 辅助辨证、大数据管理等先进手段,加速传统中医护理技术的现代化转型进程,助力中医护理在精准化、智能化医疗领域的华丽转身与创新发展。

(三) 人才成长的阶梯

在国家大力弘扬中医药文化的宏观背景下,中医药行业迎来了蓬勃发展的春天,对高素质、专家型中医药护理人才的需求呈现出井喷式增长态势。然而,现实情况却是中医护理专业人才匮乏,且现有护理人员的专业背景相对薄弱,难以满足行业快速发展的迫切需求。

在一项针对全国 137 家中医医疗单位的广泛调查中揭示,西医院校毕业的护士占比高达 75.29%,而中医类院校毕业的护士仅占 24.71%。中医护理的学习并非一蹴而就,需要长期沉浸于中医理论的熏陶之中,并在丰富的临床实践中不断领悟与沉淀,方能逐步掌握其中的精髓要义。中医护理人才的成长是一段充满挑战与机遇的阶梯式发展旅程。鉴于此,构建了一套科学系统的“五阶递进”式培养体系,为中医护理人才的成长提供清晰且稳固的阶梯。

1. 初学者阶段(技能筑基期)

该阶段是中医护理人才成长的起始阶段,首要任务是为护理人才筑牢坚实的职业技能根基，使其具备扎实的中医基础理论知识与护理学基本技能。掌握中医基础理论，如阴阳五行、脏腑经络等核心概念，是初学者迈向中医护理领域的关键一步。同时，熟悉中医护理操作规范，包括艾灸、拔罐、中药煎煮等流程，确保能够精准、熟练地完成各项简单护理任务，如穴位贴敷、情志护理记录等。

在职责定位上，初学者主要承担临床观察与辅助工作，负责收集患者的基本信息，在专业人员的严格监督与指导下，规范地执行标准化中医护理操作，从而逐步开启实践经验的积累之旅。培养重点聚焦于激发护理人才对中医护理的兴趣与热情，通过经典案例的剖析、名医故事的传讲，强化其对中医文化的深度认同与价值感召。同时，注重中医理论与西医护理基础知识的双基有机融合，为护理人才打造坚实的理论支撑体系。此外，采用“师承制”教学模式，规范操作习惯，引导初学者在理论与实践的紧密结合中稳步成长，为后续的进阶发展奠定坚实基础。

2. 有经验者阶段（实践强化期）

当护理人才积累了一定的实践经验后，便迈入了实践强化阶段。此阶段的核心目标在于全面提升护理人才的临床技能水平，使其能够独立完成辨证施护方案的制定与实施。能力特征方面，护理人才应能够精准地针对不同证型的患者设计个性化的护理方案，例如为虚寒证患者量身定制温灸护理方案，并熟练运用中医适宜技术，如刮痧等，有效解决常见病症的护理难题。同时，初步实现中西医护理知识的有机整合，优化患者健康教育内容，提升护理服务的科学性与有效性。

在职责定位上，有经验的护理人才需独立承担专科护理任务，例如针对糖尿病、高血压等慢性疾病患者，实施具有中医特色的护理干预措施。同时，作为健康宣教的主导者，设计并推广中医养生方案，如食疗方案、节气调养指南等，引导患者树立正确的健康观念与生活方式。培养重点聚焦于深化护理人才的实践能力与辨证思维，通过临床轮转制度，使其在不同科室的实践锻炼中积累丰富的辨证经验。结合案例复盘与深度分析，持续提升辨证思维的敏锐度与精准度。此外，强化沟通能力培养，学习运用“中医话术”技巧，有效提升患者的治疗依从性与满意度，进而实现护理服务质量的全方位提升。

3. 骨干阶段(技术突破期)

在积累了一定实践经验和专业技能后，护理人才逐步成长为中医护理领域的骨干力量。此阶段，重点在于实现特色技术的专精突破以及团队协作能力的显著提升。能力特征上，骨干护理人才应能够主导中医护理方案的制定与质量控制工作，例如制定科室压疮的标准流程与质量控制规范。同时，具备跨学科协作的能力，与中医师、康复师等多学科团队成员紧密合作，共同为患者提供全方位的诊疗服务。此外，参与教学与科研工作，如带教新人、开展中医护理效果观察性研究等，为中医护理学科的传承与发展贡献力量。

在职责定位上，骨干护理人才作为科室技术核心，需致力于解决复杂护理难题，例如针对肿瘤患者化疗后出现的气血亏虚症状，制定并实施系统的中医调理方案。同时，承担团队管理职责，优化护理流程，合理协调人力资源，提升团队整体工作效率与护理质量。培养重点聚焦于专科深耕与管理科研能力的协同提升。通过定向培养专病领域，如妇科、儿科中医护理等，助力护理人才在特定领域实现技术突破与专业精进。结合管理培训课程，学习质量控制标准与团队激励方法，全方位提升领导力与管理效能。此外，积极参与院级科研课题，熟练掌握循证护理研究方法，为中医护理的科学化、规范化发展提供有力的实践依据与理论支持，推动中医护理学科在临床实践与科研创新领域的双轮驱动发展。

4. 专家阶段(创新引领期)

随着专业技能与知识储备的不断积累，护理人才逐步晋升为中医护理领域的专家型人才。此阶段，临床科研能力与教学指导水平得到显著提升，护理专家成为推动中医护理创新发展的重要引领者。临床科研能力的提升，使专家能够运用创新能力创新中医护理模式，如“互联网+中医辨证居家护理”等新型护理模式的探索与实践。同时，专家可以牵头编写中医护理技术操作指南、制定行业标准等，为中医护理的规范化发展提供权威指导。此外，需体现其学术引领作用，在核心期刊发表高质量研究，推动中医护理国际化进程，提升中医护理学科在国际学术领域的影响力。

在职责定位上，作为区域学科带头人，专家需指导多机构中医护理专科建设，发挥重要的示范与引领作用。同时，作为政策参与者，应为中医药管理局提供护理发展规划建议，积极参与政策的制定与实施，为中医护理学科的发展创造有利的政策环境。在培养重点方面，需注重跨界融合能力的培养，学习大数据分析、智能设备应用技术等前沿科技知识，以适应现代医疗的快速发展需求。此外，应积极参与国际学术会议，建立广泛的国际合作与交流平台，拓展学术网络，提升中医护理学科的国际话语权。最后，还需具备战略思维，深入研究中医护理在公共卫生体系中的定位与作用，为推动中医护理的长期可持续发展提供战略规划与决策支持。

5. 资深专家阶段(学术领军期)

在中医护理人才成长的巅峰阶段，资深专家型人才肩负着引领学科发展方向、推动学术传承创新的重任。此阶段，护理资深专家应积极参与行业标准的制定与学科发展方向的把控，通过深度研究与实践经验总结，为中医护理学科的长远发展奠定坚实基础。在能力特征方面，需构建完善的中医护理学术体系，如创立具有创新性的特色流派护理理论，充分展现深厚的学术造诣与专业智慧。同时，积极扮演文化传播者的角色，通过撰写专业著作、发表科普文章、举办学术讲座等多种形式，向公众普及中医护理智慧，推动中医护理文化的广泛传播与深度认同。

在职责定位上，作为行业精神领袖，资深专家需塑造中医护理的核心价值观与发展愿景，引领整个行业朝着规范化、科学化的方向稳步前行。此外，应将目光投向濒危传统技术的保护与传承，如古法药熨、砭术等珍贵传统技艺，通过系统整理、研究与实践，守护中医护理的珍贵文化遗产，确保其在历史长河中得以延续与发扬。在培养重点方面，需注重思想凝练与经验传承，将毕生积累的丰富经验与深刻见解进行系统总结，形成具有科学性、前瞻性和实用性的系统性方法论，为后人提供宝贵的指导与借鉴，助力中医护理事业在传承中创新、在创新中发展，生生不息，代代相传。

二、打基础，中医护理“认—知”能力培育

为加强中医护理队伍建设，提高中医护理服务能力，国家中医药管理局相继出台了《关于促进护理服务业改革与发展的指导意见》《中医医院新入职护士培训大纲（试行）》等政策文件，明确提出要加强中医护理人才培养，特别是要抓好新入职护士的规范化培训，作为护理人才梯队培养的重要任务之一，为中医护理事业发展奠定坚实的人才基础。

广东省中医院积极响应时代需求，以“岗位胜任力”为核心，依据国家中医药管理局国中医药医政函〔2018〕77 号文件的要求，并结合本院新入职护士的实际情况以及中医护理的临床需求而制定的。同时参考国家中医药管理局《中医医院新护士入职培训大纲（试行）》，并参照了《广东省中医院新入职护士规范化培训方案》，为新入职的中医护理人员制定了规范化培训方案，旨在全面提升中医护理人员的专业素养和综合能力。本节内容讲述广东省中医院中医护理人才早期培育（规培）的策略与路径，重点提高“认—知”能力培育，为护理人才培养提供参考。

培训方案强调理论与实践相结合，注重培养新护士的中医思维和临床操作能力。在培训内容上，不仅涵盖了中医基础理论和护理学基础，还包括了中医护理规范和操作技术，确保新护士能够全面掌握中医护理的核心知识和技能。此外，培训还特别强调了中医护理个案的考核，以检验护士将理论知识应用于实际护理工作中的能力。通过这样的培训，新入职护士将能够更好地服务于患者，提升整体护理质量。

（一）中医护理基础理论

1. 培训目标

通过培训，让新入职护士扎实掌握中医护理基础理论、基本知识和基本技能，能运用中医整体观及辨证论治的中医思维，实施病情观察、辨证施护、

情志护理、健康教育、康复指导，同时，将中医理念融入日常护理工作中，增强人文关怀和责任意识，达到能独立、规范地为患者提供中医护理服务的水平。

2. 培训内容

根据《中医护理学基础》(第四版)，我们为中医护理人员构建了一套规范化的中医护理学基础理论体系。该体系涵盖以下内容：中医护理学基础理论的形成与发展历程；常见疾病的中医病因、病机、治则与治法的核心概念及其内涵；中医辨证方法；中医诊断方法；以及如何运用中医理论进行健康评估与疾病预防。

(1) 中医基础理论体系：掌握中医学基础理论体系的形成与发展，包括阴阳学说、五行学说基本概念、脏腑的分类及生理特点、精气血津液的生理功能、中医经络、腧穴等基础知识。

(2) 中医诊断与辨证方法：掌握中医诊断方法及技巧，如四诊法；以及中医辨证方法，包括八纲辨证、脏腑辨证、六经辨证等。

(3) 中医病因病机与治则治法：掌握常见病的中医病因、病机、治则与治法的基本理论和内涵。包括外感六淫与内伤七情的致病特点；治则(扶正祛邪、调整阴阳等)与治法(汗、吐、下和、温、清、补、消八法)的临床运用。

(4) 中医护理学基础：掌握中医护理学发展概况，掌握中医辨证施护的方法和内涵；熟悉生活起居护理原则、情志护理方法、饮食护理基本要求及饮食宜忌、中药的用法及护理要点及常见疾病的康复护理等。

3. 学习方法

包括课堂讲授与多媒体教学、案例分析与小组讨论、在线学习与互动考核、临床见习与跟师学习等。具体实施方式如下。

(1) 课堂讲授与多媒体教学

1) 系统化授课：通过精心设计的 PPT 演示文稿、生动的视频动画以及其他多媒体教学工具，直观地展示经络的循行路径、腧穴的具体定位等关键内容，从而帮助学员们更加清晰地理解并掌握中医护理领域的核心知识。这种教学方式不仅增强了学员的学习兴趣,而且通过视觉化的教学手段,使得复杂的中医理论和实践知识变得更加易于吸收和记忆,从而有效提升了教学效果和学员的学习效率。

2)专家讲座:邀请中医名家讲解经典理论(如《黄帝内经》中的整体观)。专家讲座不仅深入剖析了中医理论的精髓,还结合现代医学观点,为学员们提供了全新的学习视角和思考维度。同时,通过专家的现场讲解与互动,学员们能够直接领略到中医大家的学术风采和临床智慧,这对于深化对中医护理学的认识、提升专业素养具有不可估量的价值。此外,涵盖中医护理的最新研究成果和临床实践经验,为学员们搭建了一座连接理论与实践、传统与现代的桥梁。

(2)案例分析与小组讨论

1)病例库学习:提供典型病例(如消渴病患者的中医辨证分型),引导护士分析病因病机。通过病例库学习,学员们能够接触到不同专科的中医临床病例,这些病例涵盖了中医护理学中常见的病症类型及其辨证分型。针对每一个病例,学员们需要深入分析病因、病机,以及中医理论在其中的应用,从而培养临床思维和问题解决能力。此外,病例库还包含了病例的治疗过程和护理要点,为学员们提供了宝贵的实践经验和参考依据。

2)小组讨论:围绕"如何运用五行学说指导情志护理"等主题展开辩论,强化理论应用能力。小组成员通过共同分析病例,互相启发,促进知识的深入理解和掌握。这种学习方式不仅增强了学员们的团队协作能力,还让他们在讨论中不断深化对中医护理学的理解和应用。

(3)在线学习与互动考核

1)网络课程:通过院内网络学习平台完成《中医基础理论》系列课程,配套章节测试。学员们可以灵活安排时间,随时随地登录平台进行学习,不受时间和空间的限制。网络课程内容丰富,涵盖了中医基础理论的核心知识点,系统而全面。每个章节结束后,都配有相应的章节测试,以检验学员们的学习成果,帮助他们及时巩固所学知识。

2）模拟考试：系统随机生成试题，实时反馈答题情况。这种模拟考试模式不仅考验了学员们对中医基础理论知识的掌握程度，还通过实时反馈答题情况，帮助他们及时发现知识盲点，有针对性地进行查漏补缺。通过多次模拟考试，学员们能够逐渐适应考试节奏，提高解题速度和准确率，为将来的实际考核打下坚实基础。同时，模拟考试的成绩也是评估学员学习成效的重要指标之一，有助于教师及时了解学员的学习状况，进而调整教学策略，优化培训内容。

（4）临床见习与跟师学习

1）门诊跟诊：安排护士跟随中医师参与诊疗，观察四诊法的实际运用。通过门诊跟诊，护士能够亲身体验中医诊疗的全过程，深入理解中医师如何辨识疾病，并学习如何根据患者的具体病情制定个性化的中医护理方案。在跟诊过程中，护士还可以与中医师进行互动交流，探讨护理中的难点和疑点，进一步提升自己的中医护理水平。此外，门诊跟诊还为护士提供了与患者直接沟通的机会，有助于他们更好地了解患者的需求和期望，从而提供更加贴心、专业的护理服务。

2）病房见习：记录患者的舌象、脉象变化，结合中医理论撰写见习报告。在病房见习阶段，学员们需要将观察到的现象详细记录下来，并尝试运用所学的中医理论知识进行分析，从而撰写出具有深度和广度的见习报告。这一过程不仅锻炼了学员们的观察能力，还培养了他们的中医思维方式和解决问题的能力。通过病房见习，学员们将更加熟悉中医护理的实践操作，为将来的临床护理工作打下坚实基础。

4. 培训效果

护士能够运用中医理论对常见病症进行初步辨证分析；熟练掌握中医四诊法，从而提升病情观察与健康评估的精准度；并形成中医整体护理思维，为临床实践提供坚实的理论支持。此外，通过培训，护士还能为患者提供个性化的中医护理服务。在情志护理、健康教育以及康复指导方面，护士展现出更卓越的能力与人文关怀，能够更有效地促进患者康复，提升患者满意度。总体而言，此阶段的培训显著增强了护士的中医护理“认知”能力，为她们在临床实践中充分发挥中医护理的优势奠定了稳固的基础。

案例分享

一名中医院规培护士的中医护理探索之旅

作为一名初入中医院规培的护士，她最初对中医的理解仅停留在“望闻问切”和“针灸推拿”这些模糊的概念上。多年的西医学习经历使她习惯了标准化操作和量化指标，而中医的辨证施护与整体观念，让她既感到新奇又充满困惑。那时的她，如同一张未曾着墨的宣纸，对中医药文化的博大精深满怀敬畏，却也因专业知识的空白而心怀忐忑。在带教老师的悉心引领下，她开启了中医基础理论与中医适宜技术的探索旅程。这段旅程，对她而言，不仅仅是技能的积累，更是一场对中医护理之道的深刻领悟和对生命本质的敬畏。

夯实基础：中医理论的学习与领悟

当入职培训时拿到规培手册，看到100个学时的中医基础理论与技能培训任务时，她的第一印象宛如要攀登一座云雾缭绕的高山。《中医基础理论》中那些阴阳五行、脏腑经络、病因病机、四诊八纲的概念，对她而言犹如天书般晦涩难懂。所幸医院提供了丰富的培训资源，多样化的教学方法——课堂授课、微课、工作坊、情景模拟、迷你临床演练可供选择。每项学习任务结束后严格的人机对话考核和中医护理技术实操考核，巩固了学习效果。然而，如何将这些深奥的理论与临床实践相结合，对她来说仍是一道难题。

转机出现在第一次参与科室护理教学查房。她看到一位带教老师通过细致的望诊，发现患者“舌淡苔白，脉象沉细”，结合病情进行辨证后，分析其为“阳气不足，寒邪内侵”的证型，并指导患者采用艾灸关元穴、足三里穴以温阳散寒。那个瞬间，抽象的理论突然化作了具象的临床实践，变得清晰可感。加上之后定期参加科室开展的医护一体化查房、名老中医查房、疑难病例讨论以及中医护理查房等业务学习，她才逐渐理解了“辨证施护”的深层含义。这让她深刻体会到，从临床实践中掌握“辨证施护”是何等重要。

实践探索：中医适宜技术的应用

真正让她领悟中医整体观念并切身感受其明确疗效的，是在肝胆外科轮转期间。一位患者因进行肝动脉灌注化疗，需要卧床且术肢制动长达48小时。化疗结束后，患者常因制动过久而腰背酸痛，活动受限。通过评估患者病情及舌苔脉象（舌淡苔薄白），她判断患者符合腰背部行热敏罐疗法的适应证。于是，她为患者实施了一个疗程的热敏罐疗法，运用循经平熨、热敏点揉、结节松拨、回旋闪抖、温煦坐罐等手法，旨在激发腧穴热敏化、温通经络、散寒祛湿、缓解肌肉痉挛。治疗结束后，患者腰背部的活动度明显改善，NRS疼痛评分从5分降至2分。更令人欣喜的是，腰背疼痛的缓解带来了整体状态的提升。患者深受其益，甚至表示以后化疗后都要预约中医治疗。随着运用耳部刮痧、热敏罐疗法、红炉拔筋罐疗法、刺络放血等中医适宜技术解决专科问题的临床实践日益增多，她的操作愈发熟练。每一次操作，都成为她与患者深度交流的契机。这不仅让她关注患者身体症状的变化，也促使她更注重倾听他们在治疗过程中的切身感受。正是在这不断的实践中，“辨证施护”的理念在她手中逐渐内化、纯熟。

凝练与蜕变

回望规培历程，那些在工作坊里反复练习的身影、逐步掌握的十几项中医适宜技术操作、一本本写满批注的跟师笔记，最终都凝结成她对中医护理的深刻理解。这段经历让她深刻体会到，护士的角色已不再是机械执行医嘱的操作者，而是能够独立思考、实施“辨证施护”的中医护理人。她的身份认知，在这场浸润着传统智慧与现代实践的规培中，完成了重要的蜕变。

（二）中医护理技能

1. 培训目标

通过此次培训，新入职护士能够掌握并熟练运用常见中医临床护理操作技术。通过深入学习中医护理操作技术，护士将能规范地了解并掌握艾灸、拔罐、刮痧等传统中医技术的操作方法。同时，学会如何根据患者体质和病情选择恰当的中医护理技术。掌握中医护理操作中的禁忌证和适应证，确保操作的安全性和有效性。通过模拟临床情景的练习，提升应对实际护理操作中可能出现的各种情况的能力。定期进行操作技能的考核，以确保每位护士都能达到既定的操作标准。

2. 培训内容

中医护理技能培训以"理论指导实践、实践验证理论"为原则，围绕中医特色技术操作规范、临床应用及安全管理展开，包括中医护理操作技术、中医护理规范与安全、中医护理方案实施、中医健康教育与人文关怀。

3. 学习方法

中医护理技能的学习方法以"理论指导实践、实践深化理论"为核心，结合操作规范化、流程标准化、反馈即时化的原则。包括课堂操作示教与模拟演练、案例分析与情景模拟训练、在线学习与互动考核等。具体实施方式如下。

（1）操作示教与标准化流程学习：此环节是中医护理技能培训的核心部分，通过直观地演示和模拟，使护士能够亲身体验中医护理技术的操作流程。操作示教由经验丰富的带教老师进行，详细讲解每项技术的操作步骤、注意事项及处理方法，确保护士能够全面理解并掌握技术要领。模拟演练则是在模拟临床环境的场景中进行，护士将在带教老师的指导下，进行实际操作练习，通过反复练习，逐步熟悉并掌握中医护理技术的操作技巧。

1）标准化示范：由中医护理带教老师或技术导师进行现场操作演示，标准化流程学习强调每一步操作的规范性和标准化，确保中医护理技术在不同护士之间执行的同质化。通过细化到"定位→消毒→操作→观察→记录"的每一步流程，护士们能够清晰了解每个操作环节的关键点，减少操作误差，提高护理质量和安全性。同时，这种全流程的学习也有助于护士形成系统性和条理性的思维方式，进一步提升其专业素养。

2）视频教学：通过精心制作的视频教学内容，如《中医护理技术操作指南》系列，可以有效地帮助护士们掌握标准化的操作流程。这些视频不仅详细记录了每一步的操作步骤，还讲解了操作中的禁忌证以及可能出现的常见错误，以便护士们能够反复观摩和学习,从而提高护理操作的准确性和安全性。在视频中,还嵌入了旁白解说,这样的详细解说能够帮助护士们更好地理解和掌握操作要点。

(2) 案例分析与情景模拟训练

1) 情景模拟设计: 设置多样化临床场景,如“消渴病患者足部艾灸后出现水泡”“刮痧过程中患者晕厥”等,要求护士按规范流程处理突发情况。通过模拟真实临床环境中可能遇到的紧急情况,护士们能够在模拟训练中锻炼应急处理能力和冷静应对的心态,同时,还能培养她们在面对突发状况时的心理承受力和沟通技巧。

2) 角色扮演: 护士分组模拟“护士—患者—家属”互动,训练沟通技巧与人文关怀能力(如解释操作风险、安抚患者情绪)。在角色扮演中,护士们需要扮演不同角色,如护士、患者和家属,通过模拟真实的医疗场景,进行互动沟通。这种训练方式不仅能够帮助护士们更好地理解患者的需求和感受,还能够提升她们在与患者和家属沟通时的技巧和人文关怀能力。同时,通过这样的角色扮演训练,护士们能够更加自信地面对各种复杂的医疗场景,为患者提供更加优质的护理服务。

3) 案例研讨: 分析院内不良事件(如艾灸后皮肤灼伤),通过小组讨论总结教训,如操作前未充分评估患者皮肤状态、艾灸距离过近等。通过深入分析这些不良事件的具体案例,护士们能够直观了解到操作失误可能带来的严重后果,从而增强她们的安全意识和责任心。在讨论过程中,每个小组的成员都会积极发言,分享自己的看法和经验,这种集体智慧的碰撞不仅能够促进知识的共享,还能够激发创新思维,为解决问题提供新的思路和方法。此外,案例研讨还能够帮助护士们建立起一套完整的风险评估体系,使她们在未来的工作中能够更加全面地考虑各种可能的风险因素,从而有效避免类似不良事件的发生。

(3) 在线学习与互动考核

1) 网络课程: 通过院内网络学习完成《中医护理技术操作》系列视频课程,配套章节测试。这些视频课程由经验丰富的中医护理专家亲自示范,详细讲解每项技术的操作步骤和技巧,同时配有详细的文字说明和图解,方便学员们随时查阅和学习。学员们可以根据自己的学习进度和时间安排,自由选择学习内容和节奏,从而更加高效地掌握中医护理技能。

2）模拟考试：系统随机生成试题,实时反馈答题情况。试题涵盖了中医护理技术的理论知识、操作步骤、适应证与禁忌证等多方面内容,确保考核的全面性和客观性。通过这种模拟考试,护士们能够及时检验自己的学习成果,发现自身的不足之处,并针对性地进行改进。

4. 培训效果

掌握国家中医药管理局《护理人员中医技术使用手册》、林美珍等主编的《中医护理技术手册》、"广东省中医院中医护理方案(常规)"等中医护理规范及标准。

通过深入学习中医护理规范,护士将能够熟练掌握中医护理操作的标准化流程,确保在实际工作中能够遵循规范,提供安全、有效的护理服务。此外,培训还会强调中医护理操作中的安全问题,包括但不限于操作前的准备工作、操作过程中的注意事项以及操作后的处理措施,以预防和减少医疗事故的发生。护士将学习如何根据患者的具体情况,灵活运用中医护理规范,制定个性化的护理计划,以满足不同患者的需求。

案例分享

在中医护理技术实践的沃土中成长

——一名 ICU 护士的寻道之旅

从第一次在学校接触到中医护理起,她心中便萦绕着对"岐黄之道"和"大医精诚"的探寻。为了找到答案,她的足迹从课堂延伸到临床,从门诊深入到病房,从规培期直到工作的第六个年头,她感觉自己仿佛已经触摸到了答案的轮廓。

启蒙——初识中医护理门诊

浓郁的艾香时常萦绕在她的记忆中，那是中医护理门诊特有的气息。她曾看到师弟师妹们聚在练兰老师(平衡火罐导师、中医护理门诊出诊专家)周围，热烈讨论如何开出有效的中医护理处方。每当手指摩挲着口袋里那枚温热的铜砭，她总会回想起六年前，作为一名规培护士，第一次目睹练兰老师为腰痛患者实施平衡火罐的场景，那画面至今清晰如昨。“闪罐必须有足够的负压。”练老师细致地讲解着。她看到患者后背的皮肤在玻璃罐中缓缓隆起，浮现出暗紫色的瘀斑。操作结束时，患者长舒一口气说：“我的肩膀终于轻松了。”患者脸上那份由衷的欣喜，在她心中留下了难以磨灭的印象。从此，她痴迷于学习各项中医技术：体会铜砭刮痧“徐而和”的节奏，琢磨火龙罐“拧瓶盖”的手法，确保火熨布充分浸透热水……最让她难忘的是一位长期伏案工作的阿姨。在练老师的指导下，她战战兢兢地为阿姨进行肩颈部刮痧。当铜砭划过肩井穴时，阿姨突然抓住她的手腕：“小姑娘，你刮的这片地方像通了电似的!”第二周复诊时，阿姨特意指着她说：“我还要这个小姑娘为我刮痧。”

练兰老师的中医护理门诊，对她而言，如同一把开启大门的钥匙。这段宝贵的跟诊经历，不仅让她掌握了丰富的中医技法，更让她深刻认识到中医护理技术的临床价值，坚定了她深入学习与应用的决心。

实践——中医护理助力重症患者早期康复

在重症医学科工作期间，在护士长的带领下，她积极投身于探索如何将中医护理更深入地融合应用于危重症领域。

在症状管理方面，她与团队尝试运用多种中医技术：用腕踝针缓解 PCI 术后患者的疼痛；以易罐缓解长期卧床导致的肌肉退行性病变；选用通阳散穴位贴敷以温通经络，扶正祛邪；实施中药灌肠治疗重症胰腺炎……面对机械通气患者的早期康复需求，团队历经九年，将中医传统功法改良为“卧—坐—立序贯八段锦”并持续优化。通过循经拍打与呼吸配合训练，成功辅助了多名重症肺炎患者脱机拔管。每一次在床边指导患者锻炼时，患者奋力抬起的双手、对康复的执着坚持，以及对未来正常生活的深切渴望，都深深烙印在她的心底。

为确保中医护理的疗效，她深知同质化管理的重要性。她积极推动科室的中医培训，力求“人人会中医、用中医”；参与整理形成了《ICU 常见中医护理操作应用指引》,为中医操作提供标准化模板;并成功申报了《易罐疗法对机械通气患者ICU获得性衰弱的干预研究》等多个课题,致力于让中医疗效有据可循。在她与团队的实践中,中医护理技术的内涵不断得到延伸和拓展。

悟道——用创新精神畅游浩瀚的中医之海

依托医院中医专科护士培训基地的平台,她先后参与了多个中医相关课题及个案研究,参加了铜砭刮痧培训、软组织外科学工作坊等,系统学习了中医基础理论,掌握了火熨、棍针、火龙罐等多项技术。在铜砭刮痧培训中,她深化理解了"徐而和"手法与人体气血运行的精妙关系;通过软组织外科学课程,她实现了西医解剖学与中医经筋理论的跨学科知识融合。

在不断精进新技术、新理论的过程中,她逐渐领悟到中医是一门跨学科、多维度的专业。她在实践中形成了"整体观指导、循证化实施"的理念。她认识到,要让患者真切感受到疗效,需要融合运用各项理论精准辨析病因,因人施策选择适宜的技术。中医护理的海洋,在她看来浩瀚无垠,永无止境。

作为一名新时代的护理工作者,她深知自己肩负着双重使命:既要秉持严谨的态度传承中医护理的精髓,更要以创新的思维推动其与现代重症医学的深度融合。她坚信,通过系统化的培训、规范化的实践和科研化的提升,中医护理技术在危重症领域的应用边界将持续拓展。她将继续她的寻道之旅,在临床实践中不断积累中医经验,以切实的疗效赢得患者的认可,在中医护理这片沃土上坚定前行。

(三)临床实践能力

1. 培训时间

临床实践能力培训包括通科阶段和专科阶段培训。本科及以下学历培训时间为3年,其中包括通科培训2年,专科培训1年;硕士及以上学历培训时间为2年,其中包括通科培训1年,专科培训1年。

通科培训阶段(1—2年):包括岗前培训和通科轮训。岗前培训由护理部负责,时间2周,包括基本理论知识及常见临床护理操作技能,采取集中培训、工作坊、自学等形式进行。通科轮训包括内、外专科各轮训6个月(硕士及以上学历者二选一），急诊或重症监护病房轮训12个月（硕士及以上学历者轮训6个月）。在通科轮训过程中，除护理部公共培训外，由所在科室负责新护士专科专病相关中医护理理论知识和操作技能的培训及考核。

专科培训阶段（1年）：要求通科培训考核合格后，方可进入专科培训。

2. 理论知识考核

（1）考核形式：线上或线下考核。

（2）考核内容：中医基础理论、中医护理学基础、中医护理方案等相关基础理论知识。

（3）考核标准：要求护士能够准确理解并回答相关理论知识问题，能够将理论与实际护理工作相结合，展现出良好的中医护理理论水平和实际应用能力。

（4）考核流程：考核将通过计算机系统进行，系统随机抽取题目，护士在规定时间内完成答题。系统将自动评分，并提供详细的答题分析报告，帮助护士了解自身掌握知识的强弱项，以便针对性地进行复习和提高。

（5）考核结果应用：考核结果将作为护士培训效果评估的重要依据，对于考核成绩优秀的护士，将给予表彰和奖励，并优先推荐参加更高层次的中医护理培训和学习机会；对于考核成绩不合格的护士，将要求其参加补考或重新接受培训，直至达到考核要求为止。

（6）注意事项：在考核过程中，护士应严格遵守考试纪律，不得作弊或抄袭。同时，护士应认真审题，仔细答题，确保答题内容的准确性和完整性。

3. 中医护理技术考核

（1）考核形式：单项技术操作考核、标准化病人考核。

（2）考核内容：《护理人员中医技术使用手册》内的中医护理操作共18项。

（3）考核标准：单项技术操作考核要求护士严格按照操作规程执行，确保操作的准确性和安全性。评分标准将依据操作的熟练程度、准确度以及对患者安全的考虑进行综合评定。

以标准化病人考核（OSCE）的形式，抽取临床常见病种的1份病历，根据患者的病情及一般情况，要求护士现场对患者进行专科评估及体查，提出主要的护理问题，从病情观察、临证施护、人文沟通及教育等方面体现中医辨证思维、有针对性的护理措施，并评估护理措施的有效性。

（4）考核流程：考核将由资深中医护理专家进行现场监督和评分。护士需依次完成各项技术操作，专家将根据护士的表现给出即时反馈，并在操作结束后提供详细的评分和改进建议。

（5）考核结果：考核结果将直接影响护士的职称评定和职业发展。优秀者将有机会参与更高级别的中医护理技术培训，不合格者则需参加补考或接受额外的技术操作培训，直至达到合格标准。

（6）注意事项：在考核过程中，护士需保持冷静、专注，严格按照操作规程执行，确保标准化病人的安全和舒适。同时，护士应尊重考核专家的意见，虚心接受指导和建议，不断提升自己的中医护理技术水平。

4. 中医护理个案考核

（1）考核形式：报告材料考评。

（2）考核内容：临床实践中医护理个案（内科、外科系统各1例，共2份）。

（3）考核重点：重点评估护士对中医护理理论知识的应用能力，以及在实际临床护理中处理复杂病情的能力。护士需提交详细的个案报告，包括患者的基本信息、病情分析、护理诊断、护理计划、实施过程以及效果评估等。报告应体现出护士对中医辨证施护的理解和运用，以及对患者整体状况的综合评估和处理能力。专家评审团将根据报告的完整性、专业性和创新性给出评分，并对报告中可能存在的问题提出改进建议。通过个案考核，旨在培养护士独立思考和解决实际问题的能力，为临床提供更高质量的中医护理服务。

新入职护士规范化培训是中医护理人才培养的重要举措，通过系统的理论学习、技能学习和丰富的临床实践，全面提升中医护理队伍的“认—知”能力，专业素养和综合能力，为患者提供优质的护理服务，对促进中医护理事业发展具有重要意义。

三、强内涵，中医护理临床应用能力进阶培养

（一）中医专科护士的培养——成为骨干

在中医护理人才培养体系里，中医专科护士的进阶培养意义重大，这是打造中医护理骨干力量、提升临床护理质量的关键一环。

专科护士被定义为在某一专业领域内，拥有深厚的护理知识和精湛的技能，完成了专科护士所需的课程，经过系统的中医理论培训与临床实训，通过考核取得相应证书，熟练掌握专科、专病特色的中医护理方法，具备较强的辨证施护能力与娴熟的中医外治技术，可以利用丰富的中医护理临床实践经验，为患者提供高质量高水平的中医特色护理服务的专家型临床护士，具备中医护理领域较高的理论知识水平和临床经验。

1. 培训目标

中医专科护士的培养旨在培养一批在中医护理领域具备深厚专业知识、熟练技能和独特专长的护理人才。他们能够深入理解中医理论体系，将中医护理技术与现代护理理念有机结合，在特定的中医护理专科领域，如中医骨伤、中医内科、中医妇科、中医儿科、老年居家护理等，为患者提供高质量、个性化的护理服务。其定位不仅是临床护理工作的执行者，更是中医护理创新性发展的推动者，能够在临床实践中发现问题、开展研究，促进中医护理理论与技术的不断完善与推广。

（1）运用护理程序体现中医整体观、辨证施护改善患者结局的能力：中医专科护士需要具备熟练使用中医护理程序的能力，须在中医整体观念指导下，采取中医四诊、辨证、施护、评价等步骤，对患者进行主动、全方面、系统、恰当的护理。在临床护理工作中处处体现中医护理整体观、辨证观和恒动观。在临床实践中，中医专科护士具备通过望，闻、问、切四诊手段获取病情、个体状况、心理、社会环境等信息，应用中医辨证的方法加以分析、归纳，推断机体整体情况和疾病性质、部位、预后等方法；确立患者的证型及存在或潜在的健康问题；

提出因时、因地、因人而异的护理措施以及健康指导，从而改善患者结局。

（2）评估、运用、引进、挖掘各类中医护理技术的能力：中医专科护士须在中医整体观念指导下，运用中医整体观对患者进行评估，对患者出现的症状进行辨证施护，运用已掌握的中医护理技术，选取最适合、最优的中医技术，进行相应的中医护理干预。在临床护理工作中，密切关注与跟进中医特色护理技术的文献报道，掌握中医护理发展新动向，挖掘、改良并引入符合相关专科实际的中医特色护理技术。同时研读中医药古籍，挖掘各类传统中医诊疗技术，进行现代循证实践，在实践中发挥中医特色护理的优势。

（3）运用中医护理知识提高患者自我管理的能力：中医专科护士在临床工作中要充分体现辨证施术、辨证施膳、辨证施药、辨证施养能力，为人民群众健康提供高质量、精准的中医护理服务，运用中医学防病、治病、养生与保健的经验，发挥其对患者疾病的治疗、预防和护理的优势，从起居、饮食、情志、运动等方面指导患者的自我管理能力的提升。

（4）开展中医健康教育实践的能力：中医专科护士在临床工作中要秉承"未病先防、既病防变"传统养生理论理念，结合现代生物医学模式，与临床健康教育有机结合，遵循中医整体观与辨证施护，围绕患者生活起居、辨证饮食、情志调理、用药教育等方面，开展专科专病的中医护理健康教育实践的能力。在宣教中运用有针对性的中医护理技术及保健知识，灵活选择多种健康教育方法进行临床中医健康教育实践的能力，如专题讲座、中医护理技术演示、护患互动工作坊、科普短视频、科普长图及个体化健康宣教等方法进行中医健康教育实践。

（5）具备中医护理科研与创新的能力：中医专科护士须培养自身对中医护理科研、循证护理的兴趣。从文献检索、医学统计等科研基本功着手，以提高学员的临床科研能力。临床实践中可结合社会科学、人文科学、预防保健、信息科学等方面的知识，在自身熟悉的护理学研究领域运用临床中医护理思维能力，针对临床常见问题、复杂疑难问题进行调查分析现状，进行理论研究和创新，提出新观点；或把已有的理论系统化、完善化、本土化。在实践过程中要时刻保持对临床的难点问题进行思考的习惯，大胆重新组合知识，创建新技术新方法。

（6）提高中医护理人文素养的水平：护理人文素养是指护士在人文方面所具有的综合品质，也是护士在护理工作中所表现出对生命的敬畏、对患者的尊重、对工作的热爱以及良好的沟通能力和情感支持的素养，体现了护士的职业道德，涵盖了人文的精神、意识、关怀以及科学等多个方面。中医的“天人合一”“整体观念”“辨证施护”“形神兼养”等理念无不体现着“以人为本”的人文精神，而中医护理作为中医药的重要组成部分，同样有深厚的人文精神。中医护理专科护士在实践过程中要以优秀的护理前辈为榜样，以博识圆通、全面发展为宗旨，全面增进中医护理人的中医传统文化人文素质底蕴。具备良好的医品、人品，具备以“患者为中心”的中医整体护理观。工作要养成良好的学习中医的习惯，包括中医护理学、心理学、人文社会学等在内的多学科知识，加深对中医护理的认识和理解，增强对中医护理发展的责任感和使命感。

2. 培训对象

广东省中医专科护士选拔标准为大专及以上学历，5 年以上中医临床护理实践经验（研究生 2 年以上）的注册护士，本人自愿参加，并经单位推荐，最后由相应的机构组织专家对学员进行审核，经审核合格后择优录取。

3. 培训内容

（1）理论培训：分为公共基础、专业基础及专业课，以中医专科理论为重点，逐步提升护理科研、循证、教育等能力；同时加强专业训练，包括中医辨证分析、中医病案分析、中医技术应用、中医膳食运用、情志调养方法、养生康复指导等，着重训练中医护理临床思维能力。主要内容包括十个理论模块：中医基础理论知识、高级护理实践、中医临床护理（内外妇儿等）、疑难危重症中医护理、中医治未病与养生、中医康复护理、中医健康教育、中医适宜技术、护理管理、护理科研与创新。

（2）临床实践：临床实践通过将中医个案护理、护理查房、护理会诊、护理门诊、健康教育实践、成组计划的制订和实施等多种形式贯穿于整个培训过程中，以增强学员的辨证施护能力，强化中医护理技术应用、中医食疗、情志调养、养生康复等实践训练，逐步提升护士独立解决临床疑难复杂问题的能力，包括中医临床思维能力、观察评估病情能力（四诊合参）、辨证分析能力、沟通协调能力、应变处理能力、人文关怀及素养等临床能力的培养，使中医专科护士能够真正解决患者的健康问题，胜任临床护理工作，体现中医特色护理，提高临床实际工作能力。

1）中医护理查房：在中医专科护士的培训过程中，进行分层级管理，达到三级质量管理体系，建立中医护士培训的长效机制。根据查房要求，学员应在床边完成查房，结合患者现在存在的主要问题进行体查，询问病史时运用开放式提问，避免引导式提问，注意对患者的人文关怀，注意对下级护士的指导及现场的互动，就提出的护理问题给予针对性、切实可行的护理措施。以广东省中医专科护士（3 个月）培训要求为例，要求学员在基地医院主持一级、二级、三级中医护理查房各≥1 次。

2）护理会诊：在护理工作中遇到疑难、危重或中医护理操作及护理新技术推广等问题时，邀请相应专科的导师会诊，保障临床疑难危重症患者的中医护理质量。中医专科护士学员参与会诊时，要充分了解会诊对象的病情、四诊结果、现存和潜在的护理问题，对辨证施护的措施及成效进行充分的讨论，并提出会诊意见和建议。会诊结束后对过程和结果进行记录，并观察中医护理效果，对难以解决的问题，及时请教临床导师或上级护士。以广东省中医专科护士（3 个月）培训要求为例，要求学员在基地医院参与中医护理会诊≥1 次，参与医疗会诊≥1 次。

3）护理门诊：通过参加护理门诊，学员为解决护理对象的问题提出符合患者个性化（体质、辨证分型）的科学的指导和建议，并根据患者需求和症状，在临床导师或指导老师的指导下，为患者提供适宜的中医护理服务，增强患者对中医治疗的依从性，改善患者症状，提高患者生活质量。以广东省中医专科护士（3 个月）培训要求为例，要求学员在基地医院参与中医护理门诊（如基地医院没有中医护理门诊，则参与护理特色疗法门诊）≥1 次。

4）健康教育：学员在实践过程中为护理对象提供其所需的中医养生、疾病相关知识，与其共同促进健康、预防疾病，增强患者日常自我照顾和膳食、起居、运动康复、情志调节等能力，缩短患者住院天数、减少并发症，以达到提高教育对象满意度的目的。以广东省中医专科护士（3 个月）培训要求为例，要求学员在基地医院主持中医健康教育讲座≥1 次。

5）个案护理：学员通过对复杂、疑难的个案结合护理程序进行中医整体护理，建立完整的临床中医思维，实施循证护理，应用中西医的评估方法对患者进行综合评估，突出体现中医护理整体观，准确找出护理问题，并进一步制订中医护理计划，有效落实针对性、个性化和有效性的护理措施，并进行阶段性及动态评价，以提高护理质量，改善护理结局。以广东省中医专科护士（3 个月）培训要求为例，要求学员在基地医院完成 2 个中医个案护理，第 6 周在基地医院进行一次中医个案护理汇报，第 8 周上交 1 个中医个案护理（PPT 版）进行终末汇报。

6）成组计划：成组计划可以培养团队合作和沟通表达的能力，培养中医护理科研的能力（文献检索、循证、写作等）。通过组建团队，运用 PDCA、项目管理等方法以及质量管理工具对成组项目进行成效分析和评价。注重循证的能力，团队协作的能力，以及计划、措施的可操作性。根据本专科中医护理的发展需求，结合政策法规、行业标准及医院的实际情况，完成本团队的成组计划，达到改善中医护理效果、提升中医护理质量的目的。以广东省中医专科护士（3 个月）培训要求为例，要求学员在基地医院以小组为单位，完成一个成组计划项目，成组计划项目集体讨论≥3 次，第 2 周在基地医院进行开题汇报（PPT 版），第 7 周在基地医院进行结题汇报（PPT 版），第 8 周上交成组计划（PPT 版）并进行终末汇报。选择的主题包括：中医护理临床中的热点问题、如何运用循证的方法开展中医护理、中医护理质量改善（标准化）、中医特色护理技术在临床中的应用及疗效观察等。

4. 培训方式

（1）培训方式：本项目采用理论授课、临床实践和学员自学相结合的培训方式，以授课、小组讨论、个案分享、技术演示、情景模拟教学、翻转课堂等多种教学方式，针对性和实用性强。临床实践安排在经评估授牌的广东省中医专科护士临床培训基地医院，实行导师制，一对一/二临床带教。

(2) 培训周期：理论培训1个月、临床实践2个月。

5. 考核标准

考核分为培训过程考核与培训结业考核。

(1) 培训过程考核：学员在开始培训前进行理论考核，对学员的中医水平进行摸底。根据学员的摸底情况，适当调整中医理论培训的内容。在培训过程中对中医专科护士在接受规范化培训过程中的实际情况进行综合考评。考核内容主要包括医德医风、职业素养、人文关怀、沟通技巧、中医理论学习和临床实践能力的日常表现。理论课结束后，学员进行临床实践阶段前，根据上课内容进行理论考核，了解学员理论学习阶段的效果。

(2) 培训结业考核：对培训对象在培训结束后实施的结业考核，包括实践能力的考核和综合素质的考核。实践能力的考核包括中医护理操作技术考核、中医护理个案成效、成组中医护理计划报告等；综合素质的考核包括工作考勤、工作态度(积极与否)、服务规范、病历书写及护理记录等。在学员实践结束后一周内完成对学员的评价。

综合成绩评定：理论考试占40%，中医个案护理占20%，成组计划占20%，操作考试占20%。以广东省中医专科护士(3个月)培训要求为例，学员在基地医院临床时间2个月，考核要求为：

1) 理论考核：理论课结束后(培训第1个月)根据上课内容进行考核。

2) 中医个案护理考核：临床实践第8周全体学员统一到指定单位进行个案汇报(PPT汇报，时间8分钟)。

3) 成组计划考核：临床实践第8周统一到指定单位进行成组结题汇报(PPT汇报，时间10分钟)。

4) 操作考核：总共考3项操作，在基地医院完成。罐法(平衡火罐、药物罐)选1项；推拿按摩手法(头部、腹部)选1项；铜砭刮痧+灸法(隔姜铺灸、火龙灸、雷火灸)选1项。

考评合格才能获得主办单位颁发的《中医专科护士课程培训结业证书》。如学员无故缺考,或没有参加考评,其成绩均记为“不合格”,不能取得本课程培训结业证书。

6. 培训效果

(1) 专业知识与技能提升:培养对象在中医理论知识和专科护理技能方面有显著提升。通过理论考核和实践技能操作考核,成绩较培训前明显提高。在实际工作中,能够准确运用中医理论和专科知识,为患者提供优质护理服务。

(2) 临床实践能力增强:在临床实践中,培养对象能够独立处理专科护理问题,在团队协作中,能够与医生、其他专科密切配合,共同完成患者的治疗和护理任务。

(3) 科研能力提升:培养对象在参加培训后能积极开展科研工作,培养科研思维,用科学的方法解决临床问题并进行科学的验证。能积极参与或主持科研项目。

(4) 患者满意度提高:患者对中医专科护理服务的满意度明显提升。通过患者满意度调查,反馈结果显示患者对护理服务的专业性、个性化和人文关怀方面给予高度评价,认为中医专科护士提供的护理服务对患者的临床问题解决及康复起到了积极作用,提高了就医体验。

案例分享

我的中医护理成长之路

——从质疑到笃行的蜕变

初入杏林:当西医思维遇上中医世界

作为一名在西医院校接受系统教育的护理人员,汪护士踏入中医院的那一刻,仿佛推开了一扇通往异次元的大门。这里的查房场景与西医院截然不同：脉枕取代了听诊器,中医师指尖轻搭患者腕部的专注神情,比心电图仪的曲线更让她感到陌生;舌象图谱铺满桌面,青、白、黄、腻的舌苔变化,竟比血液化验单更能主导诊疗方向。最令她困惑的是“同症异治”的现象——两位主诉关节疼痛的患者,因脉象一弦一滑、舌苔一燥一腻,医生开出的方案竟一个祛湿、一个清热,这与她熟记的西医标准化诊疗流程形成了强烈冲击。

一次,急诊收治了一位急性痛风患者,汪护士按西医惯性建议冷敷止痛,却被主治医生叫住:“此患者舌淡苔白、脉象沉紧,属寒邪凝滞,冷敷反会闭阻气血。”说罢,医生指导她用四黄水蜜调敷热敷,次日患者疼痛竟明显缓解。类似的案例如潮水般涌来,让她开始怀疑：这套看似“非标准化”的诊疗体系,是否藏着更深层的逻辑?

至暗时刻：当专业困惑遇上健康危机

工作第三年,汪护士陷入了职业倦怠。每日重复的艾灸、耳穴压豆操作,在她眼中逐渐沦为机械流程,对“为何而做”的迷茫像藤蔓般缠绕心头。更糟的是,反复发作的口腔溃疡成了她的“噩梦”——维生素、漱口水、凉茶甚至激素轮番上阵,溃疡却如钟表般每月准时侵袭,且愈发红肿疼痛。直到同事劝她试试中医,经典科医生搭脉观舌后,一句“舌胖有齿痕、苔白腻,乃脾虚湿困,清热反伤脾阳”让她豁然开朗。几剂健脾化湿的中药下肚,溃疡竟在三天内结痂;一个月后,困扰多年的便溏消失;三个月后,面色由蜡黄转为红润,体重也减轻了 5 公斤。这次亲身体验如同一束光,照亮了她对“治病求本”的认知盲区——原来中医的“辨证”,是在病痛表象下捕捉人体系统的失衡密码。

破茧重生：从“合格”到“精诚”的跨越

口腔溃疡的治愈成了汪护士的职业转折点。她开始像海绵般吸收中医知识：从阴阳五行的哲学基底,到经络气血的运行规律;从六经辨证的思维框架,到舌诊图谱的细微差别。每天查房时,她总先掏出手机拍下患者舌象,治疗后再对比变化——某次为一位久咳患者施灸后,她发现其舌边齿痕变浅、舌苔转润,这才惊觉中医技术的疗效竟能通过舌象“可视化”。

2020 年,她主动申请参加中医专科护士培训。在封闭式学习中,她将西医的循证思维与中医的整体观融合：用八纲辨证分析糖尿病患者的“三多一少”,结合经络辨证选取胰俞穴艾灸;为术后肠胀气患者设计“耳穴压豆+腹部推拿”方案时,还会对照解剖学标注足三里穴的神经分布。结业时，她提交的《脾胃虚寒型胃脘痛中医护理个案》在108份案例中脱颖而出，荣获“优秀个案”；主导的“图桩记忆术联合经络速记手册在护士培训中的应用”项目，更以创新思维斩获全院成组项目一等奖。

躬身实践：积累临床经验，提升专业能力

为深化实践，汪护士申请到广州中医药大学附属粤海医院（三亚）开展技术帮扶。当地一位背部反复痈肿的患者，辗转求医无果，甚至准备接受手术。她仔细辨证：患者舌紫暗、苔黄腻，痈肿局部皮温不高但触之坚硬，属“痰瘀互结”。遂采用四黄散外敷活血消肿，配合刺络拔罐逐瘀通络，三个疗程后，坚硬的肿块竟逐渐软化消退，至今未复发。另一位肩周炎患者卧床半月，她以“肩三针”艾灸结合平衡拔罐，4天后患者便能自主穿衣。这些案例让她深刻体会到：中医技术的精准运用，需要将辨证思维融入每一个操作细节。

凭借扎实的临床积累，她先后通过中医专科护士资质认证、广东省中医院“中医名护”考核。备考“中医名护”时，她曾连续三个月每日凌晨研读《临证指南医案》，将50余个典型病例的舌象、脉象、治则整理成思维导图，最终以笔试、操作、个案答辩全优的成绩通过考核。

薪火相传：传承中医护理使命

如今作为带教老师，汪护士常对新人说：“中医护理不是技术的堆砌，而是‘视人如一体’的智慧。”她带领学员建立“舌象—症状—治法”关联档案，要求查房时必须用“风、寒、湿、热”分析患者主诉；在耳穴压豆操作中，她会让学员先触摸患者耳部穴位的结节，再对照经络走向解释选穴原理。一位曾质疑“耳穴压豆能否降血压”的年轻护士，在她指导下为高血压患者辨证选取“肝穴”“肾穴”贴压，两周后患者血压平稳下降，从此主动报名参加中医夜校。

从西医思维主导的“护理新人”，到如今能独立辨证施护的“中医名护”，汪护士的成长之路印证了一个真理：中医的魅力，不仅在于银针艾草的技法，更在于“以人为本”的诊疗哲学。当她在门诊为患者诊察舌象时，指尖触碰的不仅是舌质的润燥，更是一种跨越千年的医学智慧——在标准化诊疗盛行的时代，唯有铭记“每个患者都是独特的个体”，才能让中医护理在现代医学语境中焕发新生。她常说：“我只是中医长河中的一滴水，但愿这滴水能折射出岐黄之术的光芒。”

（二）中医护理技术导师培养——成为专家

在中医护理的长河中，技术的传承与创新始终是驱动学科发展的双轮。当我们面对现代临床复杂的护理需求时，那些凝聚着千年智慧的中医护理技术，需要有一群既能深谙古法精髓，又能融会现代护理理念的引领者。中医护理技术导师的培养，正是为了搭建起传统与现代的桥梁——他们既是《黄帝内经》中"辨证施护"思想的忠实传人，也是 ICU 病房里将雷火灸与机械通气护理结合的创新实践者。这种"承古纳新"的角色定位，让他们在提升中医护理质量、培养专科人才、推动技术革新等方面发挥着不可替代的作用。

广东省中医院在 2018 年推行中医护理技术导师制时，便明确了这一培养体系的核心目标：让每一位导师都能成为"移动的中医护理知识库"。他们不仅要掌握如铜砭刮痧、中药竹罐等特色技术的操作精髓，更要具备将中医整体观与专科护理深度融合的能力。就像叶欣精神在抗疫中代代相传一样，中医护理技术的火种，也需要通过导师制的培养模式，在临床一线持续燃烧。

1. 培训目标

以"专家型、创新型、引领型"为导向，建立三级培养目标体系。

（1）复合能力筑基

1）构建"中医经典+专科护理+技术创新"三维知识体系，要求掌握《黄帝内经》等典籍中 30 项核心护理理论。

2）实现"一人一专技"技术突破，每位导师至少主导 1 项中医护理技术改良项目。

（2）传承创新并重

1）形成"经典传承五步法"（典籍精读—理论解构—案例解析—临床验证—体系重构）。

2）建立"临床问题—科研课题—技术标准"转化链条，推动院内技术规范升级为省级标准。

（3）区域辐射引领

1）打造“1+N”技术辐射网络(1个核心导师团队带动N个基层单位)。

2）开发《中医护理技术操作质量评价标准》等区域通用规范。

2. 培训对象

培养对象在中医护理领域具备一定工作年限，具有较为丰富的临床经验，对中医护理技术满怀热忱，对中医护理知识的学习和应用表现出强烈的渴望，期望在特定的中医护理技术方向实现突破，成为某一专项技术的权威。

3. 培训内容

（1）经典与临床双轨并进

1）经典研习：深入研习中医经典著作，如《黄帝内经》《伤寒杂病论》《中医护理学基础》等，系统学习中医基础理论、经络腧穴、病因病机、辨证施护等核心知识。组织经典研读工作坊，邀请资深中医专家进行理论讲解与解析，导师们共同探讨经典理论在现代中医护理实践中的应用与拓展。安排经典理论考核，检验导师对经典知识的掌握程度和理解深度。同时，开展经典医案分析课程，选取古代和现代的典型中医护理医案，如中风患者的辨证施护、胃脘痛的中医护理方案等，让导师们通过分析医案，理解经典理论如何指导临床护理实践，提高运用经典理论解决实际问题的能力。

2）技术精修：针对中医护理常用技术，如艾灸、针灸、推拿、拔罐、中药贴敷、刮痧、耳穴压豆等，进行专项精修。邀请技术精湛的中医护理专家进行示范教学，详细讲解每种技术的操作规范、要点、注意事项及临床应用技巧。导师们分组进行实操训练，相互观摩、指正，确保操作的准确性和规范性。引入模拟临床场景，让导师们在模拟环境中运用各种护理技术为患者进行护理操作，提高技术的熟练程度和应对实际问题的能力。此外，针对不同技术的难点和易错点，如艾灸的温度控制、针灸的进针角度和深度、推拿的力度和手法选择等，进行专题讲解和强化训练，帮助导师们突破技术瓶颈。定期组织技术考核和交流活动，展示导师们的技术水平，分享经验和心得，促进共同提高。

（2）专科融合与技术创新

1）病证结合训练：结合不同专科疾病，如内科、外科、妇科、儿科、骨伤科等，开展病证结合训练。针对每个专科的常见疾病，如内科的高血压、糖尿病、慢性阻塞性肺疾病，外科的术后康复、伤口护理，妇科的月经不调、产后护理，儿科的小儿肺炎、消化不良，骨伤科的骨折康复、颈肩腰腿痛等，系统学习疾病的病因病机、临床表现、中医辨证分型及相应的护理方案。组织跨专科病例讨论，选取复杂病例，让导师们从不同专科角度进行分析和讨论，制定综合的中医护理方案，提高跨专科协作和病证结合护理的能力。安排导师们到临床专科进行实践，参与真实病例的护理过程，观察和学习临床中病证结合护理的实际应用，积累实践经验。同时，要求导师们针对特定疾病，撰写病证结合护理方案，并进行展示和点评，不断优化方案，提高方案的科学性和实用性。

2）器械改良实践：关注中医护理器械的发展动态，组织导师们学习现代科技在中医护理器械中的应用，如智能艾灸设备、电子拔罐器、穴位按摩仪器等。鼓励导师们结合临床实践，发现现有器械的不足，提出改良设想和方案。开展器械改良工作坊，邀请医疗器械研发专家、工程师与导师们共同探讨改良方案的可行性和实施方法，进行初步的设计和研发。对改良后的器械进行临床试用，收集反馈意见，不断优化改进。通过器械改良实践，培养导师们的创新意识和实践能力，推动中医护理技术与现代科技的融合，提高中医护理的效率和质量。同时，对在器械改良方面取得成果的导师进行表彰和奖励，激发更多导师参与创新实践的积极性。

（3）教学科研体系化培养

1）阶梯式教学训练：根据导师的教学经验和能力水平，制定阶梯式教学训练计划。初级阶段，重点培养导师的教学基本技能，如教学设计、教案编写、课堂讲授技巧、多媒体教学工具的使用等。安排教学观摩活动，让初级导师观摩优秀教师的课堂教学，学习先进的教学方法和经验。中级阶段，注重教学方法的创新和教学效果的提升，开展案例教学、情景教学、小组讨论等教学方法的培训和实践，提高导师引导学生思考和解决问题的能力。组织教学研讨活动，让中级导师分享教学经验和心得，共同探讨教学中遇到的问题和解决方案。高级阶段，培养导师的教学管理和课程建设能力，如教学团队建设、课程体系设计、教学质量评估等。安排高级导师参与教学改革项目和课程开发，提升其在教学领域的综合能力和影响力。同时，为每个阶段的导师制定明确的考核标准，定期进行教学能力考核，根据考核结果调整训练计划，确保导师的教学能力逐步提升。

2）科研项目孵化：开设科研方法培训课程，系统讲解科研选题、文献检索、研究设计、数据收集与分析、论文撰写等科研基本技能。邀请中医护理领域的科研专家进行专题讲座，分享科研经验和最新研究成果，拓宽导师们的科研视野。鼓励导师们结合中医护理实践中的热点、难点问题，如中医护理技术的疗效评价、慢性疾病的中医护理干预、中医护理在预防保健中的应用等，进行科研项目选题。组织科研项目申报指导会，帮助导师们撰写科研项目申请书，提高申报成功率。对获批的科研项目，建立定期的进度汇报和指导机制，及时解决项目实施过程中遇到的问题。鼓励导师们发表科研论文、参与学术交流活动，提升其在中医护理科研领域的知名度和影响力。通过科研项目孵化，培养导师们的科研思维和创新能力，推动中医护理学科的发展。

4. 培训方式

（1）三阶九式培养路径

1）筑基期(1 年)

跟师临床：实施“影子计划”，学员 24 小时跟随导师参与查房、病例讨论，建立《跟师手册》，记录每日跟师笔记（含病案分析、操作要点、导师经验方解析），每月提交导师批注的跟师报告。

经典考核：需背诵《金匮要略》护理相关条文，并通过“迷雾病案”沙盘推演测试辨证能力。制定《中医护理经典必学目录》（含《黄帝内经》《伤寒论》《诸病源候论》《中医护理学基础》等 12 部典籍），每年进行经典条文闭卷笔试，重点考核临床案例（如中风病、消渴病护理），按“经典理论溯源—辨证分型—技术方案制定”完成答辩，80 分以上合格。

2）破茧期（2 年）

技术认证：提交申报技术 20 个以上的案例累积及 5 份完整的病例报告；通过理论考核、技能考核及临床应用考核，每项考核 85 分以上为合格，全部合格者发放中医护理特色技术导师证书。

基层带教：实施“导师—学员—基层单位”三级联动带教机制，开展“师带徒”帮扶，培养基层护理骨干。带教内容包含中医护理技术规范化培训（理论授课+工作坊）、典型病例查房、基层护士一对一指导。

3）化蝶期（持续）

学术辐射：每年在省级以上学术会议作专题报告≥2 次，在医院内举办导师学术经验传承班；主持或参与制定中医护理技术行业标准/规范，牵头编写相关中医特色护理技术专著；组建导师专家团队，开展“中医护理技术进社区”活动（含义诊、科普讲座、基层技术培训），服务基层群众。

（2）多元支撑平台

1）杏林寻宝计划：每年遴选民间特色疗法（如壮医棍针、腕踝针），通过“临床验证—标准化—教学推广”三步走策略。

2）数字赋能平台：利用 VR 技术搭建中医护理操作虚拟场景（如艾灸穴位定位、刮痧力度控制），学员可通过触觉反馈设备进行模拟操作，系统自动评分（操作规范度、辨证准确性）。

5. 培训效果

（1）强化中医辨证施护能力：深入研习中医基础理论，如中医诊断学、中药学、方剂学等内容，熟练运用各类中医辨证方法，如三焦辨证、卫气营血辨证等。面对不同病症的患者，能够迅速准确地辨证，并依据辨证结果制定个性化、精准的中医护理方案。

（2）提升专科护理能力：紧密结合所在专科的特点，深度掌握专科疾病的护理要点与前沿技术。同时，将中医护理技术融入专科患者的症状改善，为专科患者开展适宜技术，改善症状，解决问题。

（3）丰富临床实践能力：大量的临床实践是提升能力的关键。在日常工作中，熟练运用各类中医护理技术，如运用艾灸治疗虚寒性疾病、用推拿疗法缓解肌肉劳损等，并根据患者的实时反馈及时优化护理方案。积极参与多学科会诊和疑难病例讨论，锻炼综合分析和解决复杂问题的能力。

（4）提高教学与指导能力：作为中医护理技术导师，传授知识和指导实践的能力至关重要。能够根据低年资护理人员的特点和需求，制定系统、科学的教学计划，采用多样化的教学手段，如案例教学、模拟病房教学、线上线下混合式教学等，提高教学效果。对低年资护理人员的实践操作进行细致指导和客观评价，帮助他们快速成长。

（5）激发科研创新能力：鼓励培养对象积极投身中医护理科研工作，探索中医护理技术的作用机制、临床疗效评价标准等。通过科研创新，改良中医护理技术，创新探索新的护理方法，为中医护理学科发展提供坚实的理论支撑和实践依据。

案例分享

竹罐疗法导师的破茧之路

病痛求医：结缘中药竹罐

几年前，一位中医护理工作者被产后腰痛深深困扰，疼痛严重影响了她的睡眠和日常生活。她尝试了推拿、针灸、理疗等多种方法，却始终未能收获理想的效果。一次偶然的契机，在医院中医特色小组业务学习中，她接触到了中药竹罐疗法。这种传统中医疗法融合了拔罐、药力、热熨和经络调理。当浸润着温热药液的竹罐扣在背腧穴的那一刻，一股热流穿透肌肤，直达骨髓，腰痛竟得到了显著缓解。经过短短几次治疗，她的疼痛明显减轻，睡眠质量也大幅提升。这次亲身体验，让她对中药竹罐神奇的疗效产生了浓厚兴趣，也在她心中埋下了深入学习这一疗法的种子。

问道典籍：在泛黄纸页间寻找答案

为了更透彻地了解中药竹罐，她一头扎进中医古籍的海洋，开始查阅《黄帝内经》《医宗金鉴》《壮医药物竹筒拔罐疗法》等典籍，深入研究拔罐与中药结合的治病原理。《医宗金鉴》里“药罐引邪外出”的记载，《理瀹骈文》中“借热引热，透邪于外”的论述，让她豁然开朗。她终于明白，竹罐的奇妙之处，在于将药物渗透、负压吸引、经络刺激三者巧妙合一。为了验证古法，她自购罐具，精心选用当归、红花、透骨草等药材配伍药方，在自己身上反复试验留罐时间。从最初的 5 分钟、10 分钟、15 分钟，甚至延长到 20 分钟，过程中出现过水泡，但疼痛也确实有了明显好转。那时的她有些偏执，一心希望通过延长留罐时间，将体内寒邪尽可能多地拔除。后来，同事们看到她的改变，也逐渐将中药竹罐疗法应用到科室的疼痛患者身上，同样取得了显著的效果。在这之后，她开始系统学习中药竹罐的操作技法和辨证施治原则，并在临床实践中不断摸索。

临床深耕：临床经验铸就的底气

回到工作岗位，她开始系统地应用中药竹罐疗法。还记得有一位长期进行腹膜透析的老患者，一直饱受膝关节疼痛的折磨，生活质量严重下降。当她使用川芎、威灵仙配伍的竹罐为这位患者治疗后，患者激动地说：“护士长，有这么好的治疗为什么不早点给我做，你刚给我拔了一次，我的关节都松快了很多，出院后我一定要去门诊接着多做几次治疗，彻底改善我的老寒腿。”三个月后，这位患者健步如飞地送来锦旗。此后，她专注于研究中医竹罐疗法缓解慢性肾脏病膝痹的疗效，通过不断实践，显著改善了患者的疼痛感和生活质量。

薪火相传：从患者到导师的蜕变

2018 年，医院发布招募中医适宜技术导师的通知，这让她激动不已。凭借多年积累的 300 余例典型病例和系统的疗效观察数据，她顺利通过医院导师制考核，正式成为中药竹罐疗法认证导师。作为导师，她精心制作了系统的《中药竹罐疗法理论知识》培训资料，在院内外积极开展中药竹罐疗法培训。如今，中药竹罐疗法已全面覆盖院内各科室。依托中医专科护士培训平台，她培训的学员超过千人，该疗法也推广至全国近百家单位。然而，对她来说，最珍贵的还是看到患者拔罐后舒展的眉头，以及同僚们讨论《壮医药物竹筒拔罐疗法》时眼中闪烁的光芒。

展望未来：传承中医精粹，守护患者健康

如今，她依旧坚守在临床一线，用中药竹罐为更多受疼痛困扰的患者带来希望。同时，作为导师，她致力于通过授课、实操带教、学术交流等方式推广这一疗法，让更多护理同仁掌握这项技术，让传统中医疗法在现代护理中焕发出新的生机。

回首这段成长历程，从一位被腰痛折磨的患者，到如今的中药竹罐护理导师，她深刻领悟到"医者仁心，传承不息"的真谛。未来，她将继续探索中医护理的奥秘，为弘扬中医药文化、提升患者健康福祉不懈努力。

四、谋发展，中医护理资深专家培养

中医护理资深专家的培养是推动中医护理学科高质量发展的关键环节，也是传承与创新中医护理技术的核心力量。本章围绕中医专科护士资质认证、中医"名护"培养以及中医护理门诊出诊护士能力评价与资质认证三大路径，结合临床实际案例，系统阐述资深护理专家的培养目标、实践路径及核心能力要求，为中医护理人才梯队建设提供可操作的解决方案。

（一）中医专科护士资质认证

中医专科护士培养模式，让护理人员不仅仅是学识上创新提高，更是带给她们生命心灵的成长和蜕变。其中的典型经典病房的李鉴基护理组长算一个。

案例分享

李护士出生及成长在偏远的小山区，由于贫穷及偏远，家中父母都是常年在外务工，幼小的她体质欠佳，一直由年迈的爷爷在照顾着，由于路途偏远，交通工具欠缺，记忆中每逢生病了，爷爷大都是自行在山上找一些草药或给她进行简单的处理，如她在感冒发热时，爷爷总是在后山采摘草药煎煮汤剂或煮水给她沐浴浸泡，便能让她在次日恢复精神，症状好转；如她在咳嗽声音嘶哑或咽喉疼痛时，他用双手手指沾上茶油在躯体上给我进行“钳痧”，虽然会疼得龇牙咧嘴或号啕大哭，但过后疼痛不适的都能好转如初。山区的生活虽然艰苦，但这种依靠大自然力量或不知名的处理方式来疗愈疾病的方式，却在她心中种下了信赖的种子。

2003 年是她梦想的起点，那一年她如愿进入护理学校学习专业知识，一切都是顺利按照人生轨迹在走动着，在毕业那年，她在寻找工作期间屡屡碰壁，好在天无绝人之路，经过重重的考核，她顺利通过了广东省中医院的考核，成为一名 ICU 的护士。

在 ICU 工作期间，只有学历是中专生的她，深知此份工作来之不易的同时，心中也有一股倔劲，学历低不代表能力低，所以不管是工作期间还是业余时间，她都如饥似渴地汲取着各种专科知识及护理技能，在她以为一切都是顺利的时候，命运之神再次考验了她，她的身体出现了状况，在到处的寻医问药的过程中，她体验了呼吸困难及喘促，用 2 张棉被垫高的半坐卧位至天亮；她体验了在凌晨 3~4 点回医院进行雾化止喘；她体验了医生用冷冰冰的语言告知，这个病是没有办法治愈的……那一段时间，李护士感觉天都塌了，人生没有了希望，世界从此就变得暗淡无光了，还能做什么呢？有一次，在同事的引荐下她接触了中医经典科的颜主任，他用温柔且坚定的口吻告诉我，这个病可以好，可以治愈，前提是要有信心，听到他这么说，她的眼里再次出现了“光”，也由于机缘巧合，她很幸运地轮转到中医经典科工作，从一名 ICU 的护士转型为一名中医小白护士，在边工作、边学习、边治疗期间，她首次阅读了中医基础理论，从阴阳五行到经络气血，从中医基础理论到中医护理技术，从经典方剂到临床实践。在她治疗期间，年复一年，日复一日的中药汤剂都是她亲自煎煮，从初识中药饮片到煎煮中药的水量把握，乃至煎煮时间的火候等，都让她对中药的煎服法了然于心；最让她难忘的是那一年服药期间，刚好科室外出就餐，就餐期间她出现了严重的瞑眩反应，胸闷、气促、四肢僵挛、冰凉麻木等濒死感，被科室的医生们轮番背着跑回医院进行紧急处理，监护仪上提示心率快至 140 多次/分，呼吸急促导致的过度通气，主任有条不紊的指挥着抢救工作，“通知麻醉师到位，准备气管插管用物，随时启动气管插管，联系 ICU 看看有无床位，准备针灸及推拿行气血，穴位按摩……”随着一根根银针刺入穴位，他们用温暖的双手给她推拿四肢、穴位按摩等，终于李护士逐渐从烦躁中安静下来，全身不适渐渐好转；而更多的是在日常出现身体不适时，前辈们给她施治的灸法、针刺，都可快速缓解她的不适……当中每一次经典理论的学习，疗法的实践应用与感受，不同程度的瞑眩反应处理，都像是打开了一扇通往新世界的大门，让她离梦想更近一步，也离健康更近一步。

在日常工作中，她在护士长和各位前辈的带领下，积极应用中医特色疗法为患者缓解或治愈病痛，如应用刺络放血快速改善患者的高热、高血压；如应用火龙罐改善患者肢体疼痛不适，让患者疼痛改善的同时，提高了肢体的灵活度，让患者对生活重拾了信心；如入睡困难、情绪焦虑的患者，在应用耳穴贴压治疗后睡眠时间延长了，情绪得以改善而露出久违的笑容与开心的泪水。在一例例鲜活的案例中，她看到了病友的脸上露出了对未来的希望，也感受到了他们对护理工作产生坚定的信任感与依赖感，然而在进行辨证施护过程中，虽然有数年的中医学习熏陶，但在很多时候还是知其然不知其所以然，为了提升中医知识内涵，为患者提供更优质、更专业的中医护理服务。很荣幸在2021年她成功报读中医专科护士培训班，在学习过程中不断汲取各家所长，进行辨证思维的碰撞及疗法技术的交流，次年顺利通过专科护士的认证，但短暂的3个月学习远远不够，依靠医院良好的学习平台及资源，她再次报读了医院内的“名护”学习课程，在学习中不断进行临床实践及反思，在严格的考核中通过了“名护”认证，路漫漫其修远兮，吾将上下而求索，在践行中医护理之路上仍需不忘初心、砥砺前行。

1. 认证目标

中医专科护士资质认证旨在通过系统化、标准化的考核机制，选拔具备中医护理核心能力的高素质人才，确保其能够独立承担中医专科护理、疑难病例管理和中医技术推广等工作。

2. 认证要求与内容

（1）基本要求：已获得中医专科护士培训结业证书，从事中医领域的高级护理实践≥1年。

（2）考核内容

1）临床能力：能体现中医思维及内涵、独立解决临床护理问题的中医护理病例讨论、中医护理查房、中医护理个案、护理会诊、护理门诊等。

2）管理能力：能应用质量改善工具解决临床问题、提升护理质量的持续质量改进项目。

3）科研、教学、创新能力：能体现高级护理实践过程中的论文、科研、获奖等阶段性成果。

4）综合能力：包括理论考核（中医基础理论、中医病例分析）和专家现场考核等。涵盖《中医护理学》《中医经典选读》等核心课程，重点考察辨证施护能力。

3. 认证准备与完成

（1）准备阶段

系统培训：参加中医专科护士培训，并获得中医专科护士结业证书。

（2）实践积累

1）必选项目：①《广东省中医专科护士资质认证申请表》。② 3 份中医护理病例讨论。③ 3 份中医护理查房。④ 5 份中医护理个案。⑤ 2 份质量改进报告：应用质量工具如 QC、PDCA、FMEA、循证等解决临床问题、提升护理质量的持续质量改进项目。

2）可选项目：① 中医护理会诊：完成中医护理会诊 3~5 次，提供原始的佐证材料电子版及复印件。② 中医护理门诊：提供中医护理门诊记录 3~5 份，提供原始的佐证材料电子版及复印件。③ 科研能力：发表论文（以第一作者或通讯作者）：提供论文电子版及复印件。获得立项课题（主持或参与排名前 3）：提供课题任务书扫描件及复印件。获奖（科研、教学、临床方面的成果或获奖）及专利情况：提供扫描件及复印件。

4. 认证流程

（1）初审：提交认证书面材料，评审合格者方可参加现场考核。

（2）复审：现场考核，包括理论考核、中医病例答辩、综合面试。

1）管理能力：能应用质量改善工具解决临床问题、提升护理质量的持续质量改进项目。

2）科研、教学、创新能力：能体现高级护理实践过程中的论文、科研、获奖等阶段性成果。

3）综合能力：包括理论考核（中医基础理论、中医病例分析）和专家现场考核等。

广东省2018年率先开设中医专科护士培训，其资质认证体系以培养高素质中医护理人才为核心，构建了覆盖临床、管理、科研及综合能力的多维考核机制。培训不仅面向省内护理人员，更辐射全国，吸引各专科护理骨干参与学习，突破传统中医护理的学科界限，助力跨领域人才掌握中医特色技术。中医专科护士培训体系凸显三大优势：一是强调“中医思维”培养，通过病例讨论、辨证施护等实践强化护士的中医理论应用与临床决策能力；二是构建“全周期能力模型”，将质量改进工具应用、科研创新成果纳入考核，推动护士从技术操作者向复合型护理专家转型；三是建立“阶梯式认证路径”，要求学员在获得省级结业证书后需完成1年高级实践，并通过理论考核、病例答辩及专家现场评审，确保人才培育与临床需求深度契合。

（二）中医“名护”培养

“名护”培养是中医专科护士资质认证的进阶路径，面向已通过认证且具备教学潜力的骨干护士，旨在培育临床、教学、科研复合型导师人才。

案例分享

徐护士是第一届名护学员。在广东省中医院中医护理人才培养体系中，徐护士以扎实的专业能力与教学潜力，沿着从中医专科护士到中医“名护”的进阶之路稳步前行，成为医院护理人才储备与学科发展的生动实践范例。

在取得省级专科护士资质后，徐健莹凭借10年以上的临床工作经验、中级职称以及丰富的带教经历，成功入选中医“名护”培养计划。该计划以培育临床、教学、科研复合型导师人才为目标，为她开启了全新的职业发展篇章。

培养初期，她通过线上培训平台开启为期2个月的理论学习。平台上丰富的课程资源帮助她系统梳理中医基础理论知识，随后的线下翻转课堂教学中，她与同行们深入探讨、查缺补漏，进一步巩固中医思维根基。理论学习结束后，她迅速将所学融入临床实践。在中医护理查房中，她运用中医基础理论和临床思维，组织并参与二级以上中医护理查房，精心指导护理方案的制定与优化，形成了高质量的查房报告；面对复杂疑难病例，她积极牵头开展多学科 MDT 中医护理案例讨论，整合各方专业知识，提出科学合理的护理策略，并撰写成详细的病例讨论报告。

在中医护理个案管理方面，徐护士全程负责患者护理，运用中医整体护理理念对患者进行全面评估，依据辨证施护原则制定个性化护理计划，精准落实各项护理措施，并定期开展阶段性和动态评价，最终形成完整的中医护理个案报告。同时，她还选择了火龙灸作为特色技术专攻方向，在医院中医护理特色技术导师刘护士长的悉心指导下，刻苦钻研技术要点，反复练习操作手法，熟练掌握了这一特色护理技术。

为传承中医护理学术精髓，徐护士跟随科室主任跟诊学习。在跟诊过程中，她仔细观察、认真记录名医的辨证思维和处理方案，课后及时进行分析、总结与反思，逐步提升自身的学术水平和临床决策能力。经过 12 个月的院内专项研修，她不仅在临床实践和学术传承方面取得显著进步，还在教学与行业影响力拓展上积极作为。

结业后，徐护士在科室护士长带领下牵头建立全国中医护理联盟，通过远程指导、现场帮扶等方式，将医院的中医护理特色技术推广至基层医疗机构，助力提升区域内中医护理服务水平；她还参与编写《腰痛火龙灸技术规范》等行业标准，为推动中医护理技术的规范化、标准化发展贡献力量。

徐护士从中医专科护士成长为中医“名护”的历程，充分展现了广东省中医院中医护理人才发现与储备的科学路径。中医“名护”培养体系通过明确的选拔标准、“理论深化—实践精进—传承创新”的三维培养模式，实现了从“培养专科护士”到“培育专科导师”的跨越。该体系不仅为医院打造了一支兼具临床、教学和科研能力的中医护理领军人才队伍，更为中医护理学科的可持续发展注入源源不断的动力，有力推动了中医护理事业的传承与创新。

1. 培训的目标与对象

（1）目标：培养兼具临床、教学、科研能力的复合型中医护理领军人才，推动学科创新发展。

（2）对象：工作年限5年及以上，中级及以上职称、具有院级以上专科护士，中医专科护士临床带教老师。

2. 培训内容及方法

（1）理论学习：线上参加培训平台，进行2个月理论培训，线下采用翻转课堂教学法，对中医基础理论进行查缺补漏，巩固基础。

（2）临床实践：学员结合所学理论知识，在临床中完成中医高级护理实践活动，包括中医护理查房、中医护理病例讨论等。

1）中医护理查房：组织二级以上中医护理查房，运用中医基础理论及临床思维指导护理方案，并形成报告。

2）中医护理病例讨论：针对复杂、疑难的病例，开展多学科MDT中医护理案例讨论，并形成报告。

3）中医护理个案：实施护理管床，运用中医整体护理对患者进行综合评估、辨证施护、制订中医护理计划，有效落实护理措施，进行阶段性及动态评价，并形成中医护理个案报告。

4）中医护理技术应用：每位学员选择一项中医护理特色技术，由医院中医护理特色技术导师进行培训。中医护理技术包括：铜砭刮痧、平衡火罐、雷火灸、火龙灸、中药竹罐、腕踝针、皮内针等。

（3）学术传承：跟随科室主任或院级护理技术导师跟诊学习，重点学习名医、名护的辨证思维及处理方案，并进行分析、总结和反思。

3. 培养方式

院内研修：参加12个月专项培训。

4. 培训效果

（1）技术辐射：名护牵头建立区域中医护理联盟，开展技术帮扶。

（2）标准制定：参与编写行业标准。

中医“名护”培养体系聚焦中医护理高层次人才队伍建设，以“培育导师型领军人才”为核心目标，构建了中医护理教学能力的闭环培养路径。该体系定位清晰，明确“名护”不仅是临床技术骨干，更是承担中医专科护士带教与学科引领职能的导师储备力量，其培养对象需具备 5 年以上临床经验及中级以上职称，且已取得专科护士资质或担任临床带教老师，确保人才选拔的高起点。

培养模式采用“理论深化—实践精进—传承创新”三维进阶机制：线上理论学习结合翻转课堂强化中医思维根基，线下通过组织二级中医护理查房、多学科 MDT 病例讨论、中医特色技术专项训练（如铜砭刮痧、火龙灸等）提升临床决策能力；同时引入“跟师传承”机制，要求学员跟随名医名护学习辨证思维，实现学术经验的活态传承。与常规专科护士培训相比，中医“名护”培养更强调教学能力与行业影响力，例如结业学员需通过技术帮扶（如远程指导基层开展固元灸）、制定行业标准（如《腰痛火龙灸技术规范》）推动中医护理技术规范化、标准化发展。

作为院内中医专科护士培训的“师资孵化器”，中医“名护”体系实现了从“培养专科护士”到“培育专科导师”的层级跃升，形成了“临床实践—教学传承—学科建设”三位一体的人才梯队建设模式，为中医护理学科可持续发展提供了核心驱动力。

（三）中医护理门诊出诊护士能力评价与资质认证

护理人员独立出门诊，这在广东省中医院也是非常大胆的尝试，潘护士长、陈护士长等都是其中的佼佼者。

案例分享

潘某，广东省中医院皮肤风湿科护士长，广东省中医护理名医护士，获得广东省护理学会首届皮肤病专科护士资格认证证书。从事临床护理、教学、管理工作 25 年。她想患者所想、急患者所急，全心全意为患者提供优质服务，把专科护理实践经验广泛应用于临床工作中。她熟练掌握中医外治疗法 30 余项，积极发挥中医特色护理优势，践行护理人文关怀理念。工作25年无一例投诉，获锦旗、表扬信无数。每周出中医特色护理门诊，疗效显著，患者满意度100%。

潘护士长的中医特色护理门诊之路，起于2021年初。在此之前，她一直为出诊准备，为了满足出刮痧门诊资格，她不但深入学习中基中诊，还经常利用休息时间学习和提升各项中医技法，尤其铜砭刮痧技术，并于2019年努力考取了首届铜砭刮痧中医技法资质。2020年初在申请出门诊资格的过程中，遇新冠疫情暴发，潘护士长义无反顾申请援鄂。从湖北抗击完新冠疫情返粤后，边管理科室工作边继续投身各地支援核酸检测。经获得医院审批后，于2021年1月正式开诊。

感谢医院和护理部的培养，并给予潘护士长为人民服务的机会。2021年1月开诊之初，大学城门诊部安排她在二楼内科门诊一区18号诊室开诊，虽然只有2张诊床，但潘护士长已非常感恩，并下定决心，一定全心接待每一位患者，用心为患者解除病痛，并为其提供贴心优质的服务。潘护士长门诊开诊的前3个月，每周四下午约4~5位患者，虽然不多，但收到患者很好的效果反馈，这给了潘护士长非常大的信心。例如，患者梅姐，因面神经抽搐3年余，曾到数家中医、西医院就医，吃了很多药，没好转。觉得没脸见人，多次想辞职不干。曾看了一大型三甲西医院专家，让她继续吃药，不行就做开颅手术，非常绝望。因为疾病，梅姐正在谈婚论嫁的女儿，都不敢让双方父母见面，婚期一拖再拖，严重影响了梅姐的工作、生活、家庭，心理压力很大。后经其他患者推荐，梅姐来找到潘护士长加号。潘护士长经仔细的中医辨证及准确的治疗方案，1次治疗已有效果，经3次治疗后，梅姐的面神经抽搐病症已基本痊愈。不久后，梅姐女儿结婚，还特意给潘护士长送喜糖。潘护士长完全不用药，只用耳穴和刮痧的中医特色技术就把梅姐的顽疾治好，梅姐及家人都非常感激潘护士长！还有很多成功的案例，都足以证实潘护士长的医德医风及中医技术，为多专科的患者解除病痛。逐渐，潘护士长的粉丝越来越多，潘护士长的诊室也从只有2张诊床的二楼内科门诊一区18号诊室，2022年9月15日更换到有5张诊床、面积更大的二楼内科门诊二区1号诊室，2024年3月14日再换到5张诊床、面积相同的二楼内科门诊一区1号治疗室+1号诊室。潘护士长非常感谢大学城门诊办的安排。就诊患者多，而且很多学校的老师，也有来自省内外的患者。为了满足老师们既能来就诊，又不影响学校的课程，潘护士长想了一个大胆而史无前例的办法——9月1日放下一年的门诊号。没想到，预约火爆，每年的门诊号在9月1日放号当天就预约满第二年全年门诊号。尤其2024年9月1日上午8时放号，2025 年全年门诊号 1 分钟内就被约满。之所以有这样的现象，源于潘护士长在开设中医门诊的初心："想患者所想，全心为患者解决病痛"，充分体现了以人为本的服务理念，将中医特色与现代护理模式相结合，真正满足患者的健康需求。

中医强调"天人合一"，护理门诊需关注患者的生理、心理、社会及环境因素，提供身心同治的个性化服务。潘护士长门诊的主攻技术是耳穴诊疗和铜砭刮痧，开诊 5 年来，潘护士长不但根据每位患者的个体体质（如气虚、湿热）和疾病阶段（急性期/康复期），制定差异化治疗护理方案，还注重疾病预防与亚健康调理，通过体质辨识、节气养生指导等，帮助患者主动管理健康。潘护士长通过中医问诊、耳诊、舌诊判断患者体质和心理状态，使用通俗语言解释选穴原理、经络穴位的作用、治疗注意事项，让患者更容易配合治疗。5 年来，潘护士长每周都为患者提供中医养生茶饮（如玫瑰花茶、菊花枸杞茶、金银花茶、陈皮水等等），治疗时为患者播放轻音乐，营造温馨氛围；另外为每位患者准备一张一次性垫单，更卫生更舒适；为有需要的长头发患者提供橡皮筋，方便患者肩颈部治疗等，而且所有这些用品和茶具，都是潘护士长自费为患者购买的，这感人的举动，从 2021 年 1 月的第一次开诊，就延续至今，每周不间断，五年如一日。很多跟诊的学生不理解，问潘护士长："老师，为什么您总是自己掏钱给患者准备那么多？"潘护士长语重心长地告诉学生："患者来找我，首先治病，其次治心。我问我自己，如果我去看医生，我想得到怎样的服务呢？所以，我站在患者的角度想问题，患者舒服，我也开心。"除了学生敬佩，很多患者都被潘护士长的高尚行为感动，这也是潘护士长门诊的满意度一直保持 100%的原因。

因为潘护士长的"以人为本，生命至上"的服务理念和精湛的中医特色技术，2023 年 5 月 12 日获广东省护士协会"中医名医护士"称号；2023 年 5 月 12 日获得广东省中医院"中医名护"称号；2024 年 3 月 15 日获广东省中医院"优质服务内训师"称号；2024 年 5 月获得第三届岭南南丁格尔式"十佳仁心妙手护士"；2024 年 11 月获得省级 2024 年改善护理服务优秀案例"一等成果"奖等多项荣誉。

潘护士长始终认为，中医护理门诊在于"以人为本"的深度关怀，真正理解患者需求，通过准确的辨证施护、治未病理念、特色技术和贴心服务，患者疾病得到痊愈或缓解，帮助了无数患者解决病痛。因此，治疗效果+优质服务＝门诊号约满+患者心心念念想再来治疗保健。

1. 中医护理门诊出诊护士的核心能力构建

（1）独立辨证能力：根据舌象、脉诊快速判断体质。

（2）技术整合能力：灵活组合技术。

（3）健康教育能力：制定个性化养生方案。

2. 中医护理门诊出诊护士执业范围

（1）技术范畴：独立开展国家中医药管理局批准的中医护理技术。

（2）禁忌证把控：准确识别操作风险。

（3）转诊机制：发现疑似恶性肿瘤（如体表包块性质不明）时及时转介医师。

3. 中医护理门诊出诊护士资质认证的标准与程序

（1）认证标准

1）取得院内中医特色护理技术导师认证。

2）通过相应出诊护士能力考核，能按照规范服务。

3）具有发展专科护理，乐于为患者服务并有承担专科护理责任的热忱和信念。

4）能熟练应用本专业的基础理论，具有较系统的专业技能，能独立处理专科护理问题和较复杂的患者疾病问题，并达到良好的结局。

5）熟悉门诊相关管理制度及伦理要求，并能按照制度及要求出诊，具备良好的沟通能力、应急处理协调能力，具有高度的责任心，满足岗位要求。

基础资质：本科以上学历，主管护师以上职称，院级以上专科护士。专科工作8年及以上，临床经验丰富。

技术门槛：熟练掌握中医技术，通过中医特色护理技术导师认证考核。

（2）认证程序

1）申报：参加资质认证培训，为期2天，获取学习毕业证书。

2）认证：① 理论考核：进行人机对话考试，合格分85分。② 操作考核：完整诊疗一位就诊患者，操作评分达90分；能通过四诊合参进行资料收集；能对患者进行初步的辨证诊断及施治方案；操作技术安全有效；在操作过程中能针对患者辨证做出适当的健康指导。③ 完成上述案例积累。

3) 授权备案:通过者授予"中医护理门诊出诊权限",定期接受质量督查。

广东省中医院构建的中医护理门诊出诊护士能力评价与资质认证体系,以"临床胜任力"与"安全责任"为核心导向,形成了"能力标准—执业规范—资质授权"三位一体的闭环管理模式,全面保障中医护理门诊的专业性与安全性。

核心能力维度强调中医特色实践能力:要求护士具备独立辨证能力(如通过舌象、脉诊快速辨识体质)、技术整合能力(灵活组合铜砭刮痧、雷火灸等技术解决复杂问题)及个性化健康教育能力(制定节气养生、情志调摄方案),凸显中医护理门诊"既病防变、未病先防"的独特优势。

资质认证标准与程序凸显高门槛与严要求:选拔标准双重过滤,基础资质需满足本科以上学历、主管护师职称及专科经验,技术资质则要求通过院内中医特色护理技术导师认证,确保候选人的理论与技术双达标。

考核流程实战化:采用"人机对话理论考核(合格线 85 分)+全流程操作考核(含四诊合参、辨证施治、健康指导,评分 90 分以上)"模式,重点考察护士在真实诊疗场景中的综合应用能力。

动态授权管理:通过考核者授予出诊权限后,需定期接受质量督查(如病例回溯、患者满意度跟踪),形成"准入—考核—退出"的闭环质控机制。

该体系通过将中医思维深度融入护理实践标准,不仅解决了传统中医护理门诊"能力评价模糊""执业边界不清"的痛点,更推动了中医护理从"技术操作"向"独立辨证施护"的进阶,为全国中医护理门诊规范化建设提供了"广东范本"。

中医护理资深专家的培养需以"临床需求为导向,能力提升为核心",通过资质认证、名护引领、门诊实践三大路径,构建多层次、立体化的人才培养体系。只有将经典理论与现代管理相结合,才能锻造出一支"能看病、会科研、懂管理"的中医护理铁军,为健康中国战略注入强劲动力。其中有一个专科的团队护理人才培养也独具特色,这就是中医经典病房。

案例分享

21 世纪初,面对急危重症治疗中抗生素滥用、西药副作用凸显等难题,广东省中医院毅然扛起“振兴中医急症”的大旗。2010 年,中医经典科在芳村医院成立,成为全国首个以纯中医手段救治急危重症的科室。作为护理部主任,林美珍深知这一创举不仅需要医疗团队的突破,更需护理团队在传统与现代之间架起一座安全与信任的桥梁。护理团队的使命被明确为:以经典为根,以患者为本,用中医护理智慧守护生命。

科室成立之初,护理团队面临前所未有的挑战。当护理模式从现代急救体系转向纯中医特色护理时,护士们内心充满忐忑:“中药排病反应如何鉴别?毒性药物使用怎样保障安全?”面对患者的个体差异和复杂的病理变化,护理团队以“服药到口零差错”为切入点展开攻坚。

她们系统研读《李可老中医急危重症疑难病经验专辑》,重点标注“药后三察”要点——察汗出、察二便、察神志。为精准掌握毒性药物特性,护士们跟随颜芳参与“以身试药”行动记录自身服用附子后的唇麻、心悸等反应,更建立起“两查三对”用药流程:查煎煮时长是否达标,查服药间隔是否科学;核对煎煮方法、核对服用频次、核对应急处置预案。

中医经典科护理团队深知,“猛药”背后是如履薄冰的责任。她们率先建立了一套中西医结合的护理安全体系。

(1) 精准监测:通过生命体征监测设备,24 小时动态跟踪患者血压、心率,确保附子等毒性药物的安全使用。

(2) 流程规范:从处方核对、药物煎煮(专人专锅、定时记录),到服药后重点监护,形成标准化操作流程。

十年间,科室未发生一例因中药毒性引发的投诉,护理团队用严谨与细致赢得了患者和同行的尊重。

在名医李可、齐玉茹的指导下,护理团队探索出一系列中医特色护理技术:

- 经方护理:针对心衰患者,配合“破格救心汤”实施“温阳穴位贴敷”,促进药效吸收。

- 急症外治法：对高热患者采用“刺络放血+温和艾灸”，替代西药退热针，减少肝肾负担。

- 情志调护：结合“五音疗法”，用传统音乐舒缓危重患者焦虑情绪。

中医经典科与急诊科、重症医学科组成“中西医协同救治联盟”，护理团队成为其中不可或缺的纽带。

为夯实团队专业能力，中医经典科护理部将人才培养视为核心任务。

（1）师承与专培结合：实施“师带徒”计划，学习“中医急危重症护理”等。

（2）技术下沉与辐射：成立院内中医护理培训基地，每年举办“经典经方护理研修班”，为基层医院培养300余名专科护士。

回望征程，中医经典科护理团队以“敬畏生命、敬畏经典”为信念，证明了中医护理在急危重症中的独特价值。未来，团队将继续深化人才培养与技术革新，推动中医护理标准化、国际化。正如副院长杨志敏所言：“扔掉西医的‘拐杖’，中医护理也能在急危重症的赛道上奔跑。”这条路虽难，但护理团队始终坚信：唯有坚守，才能让中医护理的星火，照亮更多生命的希望。

广东省中医院中医护理人才培养体系需进一步拥抱科技创新与国际化趋势。一方面，通过AI辨证辅助系统、智能中医护理设备研发，推动中医护理技术从“经验驱动”向“数据驱动”转型；另一方面，依托“名护”团队的技术辐射力，联合国际医疗机构建立中医护理技术认证中心，助力艾灸、刮痧等特色技术纳入WHO传统医学推广项目。此外，深化与医保政策的衔接，探索中医护理服务支付方式改革，将为中医护理门诊的可持续发展注入新动能。未来，通过“标准输出、技术赋能、政策协同”三轨并行，广东省中医院有望成为全球中医护理高质量发展的标杆，为健康中国战略提供“中西医并重”的护理实践范本。

中医护理资深专家的培养是推动中医护理学科高质量发展的关键环节，也是传承与创新中医护理技术的核心力量。本章围绕中医专科护士资质认证、中医“名护”培养以及中医护理门诊出诊护士能力评价与资质认证三大路径，结合临床实际案例，系统阐述资深护理专家的培养目标、实践路径及核心能力要求，为中医护理人才梯队建设提供可操作的解决方案。

第三章

因才施用，中医护理人才培养成效

在中医药事业蓬勃发展的时代浪潮中,广东省中医院始终秉持“因人施教,因才施用”的理念,深入挖掘不同年龄段中医护理人才的潜力,构建起层次分明、特色鲜明的中医护理人才培养体系。通过精准定位中医骨干护士、中医专家护士、中医资深专家护士的特点与优势,充分发挥各龄段人才的特长,将个人发展与医院发展紧密融合,人尽其能,才尽其用,在创新发展、临床实践、学科建设等方面呈现出个人价值和团队价值最大化的双赢及双峰现象,成效显著,值得推广。

第一节 中医骨干护士,旭日东升

一、中医骨干护士的特点与优势

中医骨干护士作为中医护理行业的新生力量,中医底蕴薄但学习力旺盛,临床经验弱但创新思维活跃,中医职业忠诚度低但可塑性强,在临床实践、技术迭代和患者照护中展现出独特的上升价值。他们的特点与优势不仅体现在专业能力的快速成长上,更体现在对新环境的适应力、与患者的沟通模式及行业变革中的推动作用。以下从多个维度展开分析。

(一) 专业能力:快速迭代的“技术新锐”

1. 新知识、新技术的“先锋军”

(1) 接受过系统的中医和现代护理教育,熟悉最新中西医护理指南与循证实践,能快速将前沿理论应用于临床。

(2) 对数字化工具(如电子病历系统、智能输液泵、移动护理 PDA)操作熟练,可高效完成数据录入、药品核对等流程,减少人为差错;对于电子病历信息系统的构建具有极强的推动作用。

2. 操作技能的“精准化新生代”

（1）擅长精细化、微创化操作（如四诊仪、中药熏蒸仪的操作），得益于手眼协调能力强、对新技术敏感度高的优势。

（2）在康复护理领域（如中医传统养生保健知识的科普宣教），能借助视频教程、3D 动画等工具，为患者制定乐学、易学的健康宣教方案。

（二）职业素养：活力驱动的“创新基因”

1. 沟通模式的“年轻化适配”

（1）与年轻患者（如青少年、上班族）天然亲近，擅长用网络用语、短视频科普（如用动画指导术后功能锻炼，研发了一种小儿骨科术后安抚锻炼玩具）。

（2）对“Z 世代”患者的心理需求（如隐私保护、治疗知情权）更敏感，沟通中注重平等对话，例如用“共同决策”模式协助患者选择治疗方案。

2. 创新与科研的“源头活水”

（1）思维活跃，易发现临床痛点并提出改进方案，如设计“一种带有负重报警器的多功能下肢器具”，减少患者术后使用下肢器具负重错误行走的发生；或开发“一种评估下肢淋巴水肿严重程度的简易 app”，提升评估下肢水肿严重程度的精准度。

（2）具备基础科研能力，能参与护理研究（如中医护理技术的临床疗效观察、中医护理方案的流程优化），通过文献检索、数据分析为科室提供循证支持。

3. 抗压与适应力的“弹性标杆”

（1）体力充沛，可承担高强度倒班、急诊抢救等工作，在突发公共卫生事件（如疫情支援、灾害救援）中常作为一线主力。

（2）对工作环境变化（如科室合并、流程改革）适应迅速，例如在医院信息化升级时，能快速掌握新系统并协助老年同事过渡。

4. 角色价值：行业变革的“动能引擎”

（1）患者体验升级的“需求翻译官”：作为“数字原住民”，能精准捕捉年轻患者对医疗服务的新期待（如线上预约、可视化检查报告、沉浸式健康教育），推动科室优化服务流程。案例：在儿科门诊，青年护士通过开发“术后安抚锻炼玩具”，降低儿童术后锻炼的恐惧，提升锻炼的依从性及家属满意度。

（2）护理科普的“流量担当”：熟练运用新媒体平台（如抖音、小红书、B站）进行健康宣教，内容形式多样（如情景短剧、漫画图解、互动问答），覆盖更广泛人群。针对热点健康问题（如“可乐加枸杞朋克养生”“熬夜党的养生秘诀”），能快速响应并制作贴合年轻人需求的科普内容。

（3）团队文化的“活力催化剂”：引入年轻化管理理念，如用“游戏化激励机制”（护理操作积分排行榜）提升团队学习积极性，或组织跨科室团建活动增强凝聚力。在传统护理文化中注入创新元素，如将音乐疗法、艺术疗愈等新兴手段融入临床，改善患者住院体验。

5. 特殊场景中的独特优势

（1）儿科与手术室的“情绪调节剂”：在儿科，能通过儿歌、玩具互动等方式缓解患儿焦虑，配合医生完成小儿推拿、抽血等操作。

（2）社区与居家护理的“数字化桥梁”：在社区卫生服务中心，可借助健康管理 APP 为居民建立电子健康档案，定期推送个性化健康提醒（如中药的服药时间、糖尿病患者的饮食建议）。为居家失能老人提供上门护理时，能指导家属使用远程监测设备（如智能血糖仪、跌倒报警器），实现“线上+线下”联动照护。

（3）国际医疗协作的“语言纽带”：英语或其他外语能力较强，在涉外医疗场景中（如外籍患者接诊、国际医疗会议）可担任翻译或沟通协调角色，助力中医国际化发展。

6. 潜在挑战与成长建议

（1）挑战：临床经验不足，面对复杂病情易紧张（如突发心律失常的判断）；职业认同感需加强，可能因工作压力产生倦怠感。

（2）提升策略

1）导师制培养：通过“老带新”结对，由资深护士传授中医技能，如耳穴压豆、艾灸、拔罐、刮痧等。

2）专科化发展：鼓励根据兴趣选择亚专科（如中医护理、康复护理、老年护理），通过专项培训提升核心竞争力。

3）心理支持体系：医院可开设减压工作坊、职业规划讲座，帮助青年护士平衡工作与生活，找寻工作价值，学中医、用中医、爱中医。

二、描绘中医骨干护士的“青涩年华”

在广东省中医院的护理队伍中，中医骨干护士犹如破土而出的新芽，带着蓬勃的朝气与无限的潜力，在“青涩年华”中奋力成长。他们以青春洋溢的活力提升中医护理服务的呈现度，用敢想敢为的动力点燃科技创造的火花，凭借灵动创新的才华谱写中医护理工作的新篇章，依靠坚持不懈的毅力驱动中医科研创新的引擎。在实现个人快速成长的同时，也为整个护理团队注入了全新活力，推动中医护理事业不断向前发展。以下将从“提升服务呈现度”“点燃科技创造力”“谱写护理灵动感”“开动科研创新马力”四个方面，深入阐述中医骨干护士的成长轨迹与显著成效。

（一）青年活力，提升服务呈现度

1. 热情主动，打造有温度的服务形象代言者

中医骨干护士凭借与生俱来的热情与活力，以中医文化为底蕴，将中医护理理念与人文精神相结合，积极营造有温度的科室服务氛围，凝练独具特色的一科一品服务文化，如在骨科走廊放置方便患者下地功能锻炼的助行器、电动轮椅的“家”文化；妇科在手术患者床头挂一个苹果，寓意患者手术平平安安的“和”文化；肿瘤科给初诊患者送上艾草香囊，扶正辟邪，护佑平安的“艾”文化，ICU 年轻护士把病床天花板绘制成蓝天白云的“暖”文化等，让患者感受到中医服务的温暖与深度。并凭借青年护士生动的表达力和呈现力，将服务成果高度凝练，参加全国各类服务比赛屡获殊荣。2024 年广东省中医院共有 34 个案例入选“改善就医感受，提升患者体验”创新实践案例，2 个案例晋级第九季改善

医疗服务行动全国医院擂台赛总决赛,其中大德路总院重症医学科的案例《构建暖心·精细·智慧 ICU——八段锦序贯疗法助力重症患者早期康复》获铜奖,大德路总院肿瘤科的案例《三精镇痛·四全管理·五愈疗护——构建“中西并用、身心同治”的癌痛绿色管理模式》获“卓越案例奖”。大德路总院重症医学科两位青年护士荣获区域赛(中南赛区)最佳表现选手。

2. 创新形式,丰富健康宣教内容与方式的宣教者

中医骨干护士思维活跃,善于创新,积极探索多样化的健康宣教形式,丰富宣教内容,提高患者的健康意识和自我护理能力。他们利用新媒体平台,制作生动有趣的健康宣教短视频、图文推送等,通过微信公众号、抖音等渠道发布,向患者和公众传播中医养生知识、疾病预防措施等内容。例如,制作的“中医四季养生小妙招”系列短视频,以通俗易懂的语言和形象直观的画面,介绍了春养肝、夏养心、秋养肺、冬养肾的养生方法,受到了广泛关注和好评。

在病房内,中医骨干护士开展形式多样的健康宣教活动。组织“中医养生知识小课堂”,邀请患者和家属共同参与,通过讲座、互动问答、现场演示等方式,讲解中医饮食调养、运动保健、情志调节等知识。如研制了“一款舌诊科普神器—舌诊小神器”,并获专利;还设计制作了中医护理知识卡片,内容涵盖常见疾病的中医护理要点、穴位按摩方法等,方便患者随时查阅学习,如青年护士李护士在全省卫生健康系统第六届“广东医生”演讲比赛荣获一等奖;陈护士在广东省护士协会第五届护理科学艺术羊城大会暨第二届生命健康叙事护理征文比赛获一等奖;通过创新健康宣教形式,中医骨干护士让健康知识更加深入人心,提高了患者的健康素养。

3. 积极协作,构建高效的护理服务团队的黏合者

中医骨干护士还积极参与团队建设活动,通过组织护理技能竞赛、经验分享会、户外拓展等活动,增强团队凝聚力和战斗力。在护理技能竞赛中,他们相互学习、相互切磋,共同提高护理技能水平;在经验分享会上,分享自己在临床护理工作中的心得体会和成功案例,积极参加省级、国家级中医类个案比赛,获得一、二、三等奖多项,促进了团队成员之间的知识共享和经验交流。通过积极协作，中医骨干护士为构建高效的护理服务团队贡献了自己的力量。

（二）青年动力，点燃科技创造力

1. 探索新技术，推动护理智能化发展的探索者

中医骨干护士对新技术充满好奇与探索精神，积极推动护理智能化发展。他们关注人工智能、物联网等新技术在护理领域的应用，主动学习相关知识和技能。在病房管理方面，引入智能护理设备，如智能输液监测系统、生命体征自动采集设备等。智能输液监测系统能够实时监测输液速度和剩余药量，当出现异常情况时，及时发出警报，提醒护士进行处理，有效避免了输液不良反应的发生。

加强护理服务内涵建设。坚持以数字化、智能化为驱动，为就医流程做“减法”，为暖心服务做“加法”，全力改善患者就医体验。借助信息化手段，2024 年自助出院服务实现病区全覆盖，自助出院率一个月内从 3%提升至 40%，办理出院结算时间从 15 分钟缩短为 3 分钟。

中医骨干护士还参与开发中医护理智能化应用程序，将中医护理知识、技术和服务流程进行数字化整合。患者可以通过手机应用程序了解自己的护理计划、查看中医养生知识、预约护理服务等。例如，青年护士集中点 ITE 创新团队自行研发的护惠培训管理系统对护士进行线上培训，提升了护士继续教育培训的效率，通过探索新技术，中医骨干护士为护理工作带来了新的变革和发展。

2. 创新工具应用，打造青年 ITE 创新团队的发起者

青年护士善于创新，成立 ITE 创新团队，基于中医护理工作的难点、痛点、堵点问题，以医院+企业+院校的合作共赢模式促进产学研一体化，通过线上及线下、理论及路演等 360°全方位的创新培训引导、协助、扶持护士进行创新。通过引入和改进各种中医护理工具，提高护理工作效率。在中医护理技术操作中，他们对传统的护理工具进行改良，使其更加方便实用。例如，研制并申请专利“中药敷药制作器具”，对中药敷药器具进行改进，提高了中药敷药的规范性

和效率;设计制作了便携式雷火灸眼耳共灸箱,解放护士双手,提高了患者雷火灸灸眼耳的舒适度;一种面饼灸艾塔用具,提升了脐灸面饼制作的速度和质量,并申请了专利,获得了“第十届广东省护理用具创新大赛”二等奖,专利转化 30 万元,并在全国推广运用。

目前,在护理部的领导下,创新团队 2025 年包括青年护士 183 人,平均年龄 26.78 岁,近五年共成功申请国家级专利 225 项,其中软件著作权 1 项、外观设计 4 项、实用新型 80 项,转化 1 项,转化金额 151 万元。获省级以上奖项及荣誉 75 项;5 名青年护士获“创新转化先进个人”称号;连续六年斩获广东省“创新先进集体”称号。

由青年护士组成的创新团队不断壮大,在广东省护士协会成立 ITE 护理创新学科群联盟,联盟由广东省中医院青年护士龚老师担任主席。联盟先后成立了 ITE 创新思维、能力培养分会等 8 个分会,其中联盟主席及直属的 5 个分会会长由广东省中医院青年护士担任,现有会员 1 300 余人,涉及 200 余家医疗单位。

(三) 青年才力,“智”造科普趣味感

1. 创意科普内容,传播中医知识的科普达人

中医骨干护士发挥创意才能,打造趣味十足的科普内容。他们制作的“中药拟人化”系列漫画,将每种中药赋予独特的人物形象和性格特点,通过有趣的故事讲述中药的功效、用法,在医院公众号和短视频平台发布后,获得广泛关注和点赞。此外,还推出“中医养生小剧场”,以情景剧的形式演绎中医四季养生知识,让枯燥的理论变得生动易懂。

在传统科普形式上,青年护士也进行创新。他们设计的“中医穴位扑克牌”,将人体穴位知识与扑克牌游戏相结合,患者在娱乐中就能记住穴位的名称、位置和作用,这种寓教于乐的科普方式深受患者喜爱。

2. 多元科普渠道,扩大传播范围的助力者

中医骨干护士善于利用多元渠道开展科普工作。除了在医院内设置科普宣传栏、举办健康讲座外,他们还积极拓展线上平台。在抖音、微信视频号等平

台开设科普账号,定期发布中医护理知识短视频,内容涵盖中医急救技巧、日常养生妙招等。其中一条关于"经络拍打操"的视频,播放量突破百万,吸引了大量网友关注和学习。

此外,青年护士还走进社区、学校,开展"中医护理进万家"活动。在社区,为居民提供免费的中医体质辨识、穴位按摩体验;在学校,为学生讲解中医护眼知识,教授简单的中医保健操,将中医护理知识传播到更广泛的人群。

3. 趣味科普活动,增强互动体验的调动者

中医骨干护士策划组织了一系列趣味科普活动,增强公众的参与感和体验感。在医院举办的"中医文化开放日"活动中,设置了中药辨识、香囊制作、中医脉诊体验等多个互动环节。参与者可以亲手触摸中药材,学习辨别真伪;在香囊制作区,根据自己的需求选择不同的中药材配方,制作具有驱蚊、安神等功效的香囊;在脉诊体验区,感受中医"望、闻、问、切"的独特魅力。

在"青少年中医科普夏令营"活动中,青年护士通过游戏、实验等方式,向青少年普及中医知识。例如,通过"中药沉浮实验"让孩子们了解不同中药的特性;通过"经络小人涂色"游戏认识人体经络,让青少年在趣味中感受中医文化的博大精深。

4. 展现青春风采,增强团队文化活跃者

中医骨干护士充满青春活力,积极参与医院和科室的文化建设活动,展现青春风采,增强团队文化活力。他们组织开展形式多样的文化活动,如文艺演出、体育比赛、知识竞赛等。在医院的文艺演出中,中医骨干护士表演了具有中医特色的节目,如中医养生操、中药诗词朗诵等,展示了中医护理的独特魅力;在体育比赛中,他们积极参与,展现了团结协作、拼搏进取的精神风貌。

中医骨干护士还积极参与医院的宣传工作,通过制作宣传海报、撰写宣传稿件等方式,宣传中医护理知识和医院的护理服务特色。他们利用自己的社交媒体平台,分享在医院工作的点滴和中医护理的相关知识,扩大了医院和中医护理的影响力。通过展现青春风采,中医骨干护士为团队文化建设增添了亮丽的色彩,增强了团队的凝聚力和向心力。

（四）青年毅力，开动科研创新马力

1. 坚持学习钻研，夯实科研基础的参与者

中医骨干护士深知科研能力的提升需要不断学习和积累，他们以坚韧不拔的毅力坚持学习钻研，夯实科研基础。他们积极参加各类科研培训课程和学术讲座，学习科研方法、统计学知识、文献检索与管理等内容。通过系统的学习，中医骨干护士掌握了科研的基本方法和技能，为开展科研工作奠定了坚实的基础。

在业余时间，中医骨干护士还坚持阅读国内外相关领域的学术文献，了解学科前沿动态和研究热点。他们建立了自己的文献资料库，对有价值的文献进行分类整理和深入分析，不断拓宽自己的学术视野。通过坚持不懈地学习钻研，中医骨干护士的科研素养得到了显著提升，为开展科研创新工作提供了有力保障。

2. 勇于探索实践，开展科研创新项目的兴趣者

中医骨干护士勇于探索实践，积极开展科研创新项目。他们从临床护理工作中发现问题，以问题为导向，开展科研研究。针对中医护理技术在临床应用中存在的问题，如操作规范不统一、疗效评价标准不完善等，中医骨干护士开展了相关的研究项目。成立循证护理小组，对接国际循证护理中心资源，进一步推进医院循证护理实践项目的开展，提升项目水平，促进高质量成果的产生。刘竹韵、梁好、赵经营等获广东省护理学会循证护理实践项目一、二、三等奖，陈名桂等人的"脓毒症患者早期康复标准化管理方案的构建"获优秀论文并受邀在专题会场发言。2023 年立项课题 31 项，立项地方标准、行业标准 30 项，发表论文 147 篇，其中 SCI 9 篇，单篇最高影响因子 6.7。设立国家中医药管理局中医药国际合作专项《中医特色疗法沉浸式体验国际传播交流模式的探索研究》，与国家中医药管理局医政司签订政府购买服务合同——修订《护理人员中医技术使用手册》。

中医骨干护士还敢于尝试新的研究领域和方法，将大数据、人工智能等新技术应用于中医护理科研中。通过开展科研创新项目，中医骨干护士不断探索中医护理的新理论、新方法和新技术，为中医护理事业的发展提供了新的思路和方向。

3. 持续改进完善,推动科研成果的转化者

中医骨干护士在科研工作中,注重持续改进和完善研究成果,积极推动科研成果转化。他们对已完成的科研项目进行总结和反思,分析研究过程中存在的问题和不足之处,不断改进研究方法和技术路线。在将科研成果转化为临床实践方面,中医骨干护士积极与临床科室合作,开展成果应用和推广工作。2020—2024 年护理立项课题达 187 项。发表论文 705 篇,其中 SCI 45 篇。

三、小结

青年护士是护理行业的“未来之星”,他们以科技素养为翼,以创新思维为帆,在传统护理模式中注入时代活力。正如南丁格尔精神的现代诠释:护理不仅需要温度,更需要与时代同频的能力。在老龄化加剧、医疗技术飞速发展的今天,青年护士的价值不仅在于填补人力缺口,更在于用新视角破解行业痛点,成为连接过去与未来的“创新纽带”。他们的成长,既是个人职业价值的实现,更是护理学科可持续发展的关键动力。

第二节 中医专家护士,中流砥柱

一、中医专家护士的特点与优势

中医专家护士在护理岗位上兼具扎实的中医理论基础,丰富的中医护理工作经验、深厚的中医文化底蕴及成熟的职业心态,其特点与优势体现在职业素养、临床能力、角色定位等多个方面,尤其在团队协作、患者管理和应急处理中发挥关键作用。以下从不同维度分析。

(一) 职业素养:中医底蕴,全局思维

1. 中医素养,人文底蕴

长期深耕中医护理领域,对职业认同感强,经历过人生阅历的积累,更能共情患者的痛苦,沟通时兼具专业性与温度,善用中医文化、中医理论指导临床护士工作,如将移情疗法、五音疗法、五色疗法等融入护理工作中,提升人文色彩,提升患者依从性和满意度。例如:对癌症患者,除执行治疗外,还会关注其家庭支持、心理疏导等"全人护理"需求。

2. 心态稳定,全局思维

经历过职业初期的磨合与挑战,对护理工作的使命感更强,全局意识更高,更愿意为科室和患者长期投入,注重职业口碑和团队荣誉,行事风格务实可靠,是科室稳定运转的"压舱石"。

(二) 专业能力:经验丰富,技术全面

1. 临床经验成为核心竞争力

接触过各类疾病和患者群体,熟悉不同病种的中医护理要点、用药观察和并发症预防,能快速识别病情变化,采用中医相关应急措施,如脑卒中急性期十宣穴放血、高热耳尖放血等。

2. 操作技术娴熟,带教能力突出

(1) 刮痧、拔罐、艾灸等中医技能操作熟练,尤其擅长复杂操作火龙罐、督脉灸等,并将中医技术积极运用到疑难复杂病例中。

(2) 作为带教老师,能将实践经验转化为教学内容,指导年轻护士规避风险,提升科室整体中医护理水平。

(三) 角色定位:团队中的"枢纽"与"导师"

1. 担任管理或骨干岗位的主力

常担任护士长、护理组长等职务,具备统筹排班、中医护理质控、应急预案

制定、中医技能培训等管理能力，擅长协调资源解决中医护理实际问题。例如：中年护士常负责病区管理、流程优化，确保护理工作有序开展。

2. 传承经验，助力团队成长

（1）主动分享 中医护理“隐性知识”（如特殊穴位功效、中医仪器故障排查），帮助年轻护士缩短成长周期。

（2）注重传帮带，通过中医护理实际示范操作、案例分析等方式，提升团队整体中医护理应急和实战能力。

（四）潜在挑战与应对建议

1. 挑战

长期工作可能面临职业倦怠，需通过继续教育（如攻读中医专科护士、管理课程）或调整岗位（如转至门诊、静疗专科）激发动力。体力或精力可能不及年轻护士，需注意健康管理（如合理排班、锻炼），避免过度劳累。

2. 应对策略

医院可提供职业发展通道（如护理专家、带教导师岗位），充分发挥中年护士的经验价值；鼓励其参与科研或质量改进项目，将实践经验转化为学术成果，实现自我价值提升。

二、打造中医专家护士的“金色时代”

在三甲中医院的护理体系中，中医专家护士正处于职业发展的“金色时代”。他们既沉淀了丰富中医护理的临床经验与专业智慧，又保持着充沛的精力和创新的热情，如同黄金般闪耀着独特的光芒。凭借坚韧的耐力、旺盛的精力、深厚的实力与果敢的魄力，他们在深化服务品质、驱动专科发展、提升教学质量、推动科研创新等方面发挥着中流砥柱的作用，不仅书写着个人职业的辉煌篇章，更推动整个护理团队迈向高质量发展的新征程。以下将从四个维度详细阐述中医专家护士在“金色时代”的成长路径与卓越成效。

（一）中年耐力，深化服务品质化

1. 精益求精，创新服务模式的优化师

中医专家护士凭借敏锐的洞察力与不懈的探索精神，积极创新特色中医护理服务模式。为满足慢性病患者的长期护理需求，广东省中医院组织以中医专家护士为主导的“中医慢病管理中心”团队。团队定期深入社区，为高血压、糖尿病、肾病患者提供上门服务。运用中医体质辨识技术，为每位患者进行个性化评估，制定慢病管理的服务包，包含饮食调养、情志疏导、运动保健的专属方案。同时，组织慢性病自我管理小组活动，通过知识讲座、技能实操、经验分享等形式，提升患者自我管理能力。中医慢病管理中心的经验目前已经在全国300多家医院推广使用，发表了SCI文章200余篇，影响力享誉全球。慢病管理中心中年护士3名被选为医院朝阳人才培育对象。

此外，针对特殊患者人群，中年骨干基于术后患者康复需求，创新推出“中医术后快速康复护理模式”，将中药熏蒸、穴位贴敷、中医情志疏导等技术融入康复过程。在骨科术后患者康复中，通过涌泉穴经络拍打促进局部血液循环，配合穴位贴敷减轻术后肿胀，降低下肢静脉血栓发生率；结合情志疏导缓解患者焦虑情绪，显著缩短了康复时间，提高了患者满意度，形成了独具特色的服务品牌。针对癌痛患者普遍存在的恐惧“怕痛”心理，患者的焦虑严重影响了治疗疗效，肿瘤科中医护理小组成员，基于《黄帝内经》中“喜则气和志达，荣卫通利”，推行中西并用、身心同治的“愈心”服务五部曲（愈书房、愈膳房、愈乐坊、愈学堂、愈花园），其中“愈乐坊”的建立，让艺术驱散恐惧，一笑二笑又三笑，治病胜过百味药，创新艺术干预，通过病房音乐会、肿瘤康复游园会让患者“动起来、笑出来”，帮助患者撕下恐惧的外衣，拥抱更勇敢的自己。《黄帝内经》曰：百病生于气而止于音，五音疗法（宫、商、角、徵、羽）结合患者体质辨证施乐，临床数据显示，音乐干预可使疼痛评分降低30%。病房中的乐器除了让多才多艺的患者大显身手，改善住院期间的烦闷心情之外，每一次优美的音乐流淌，也是医务人员繁忙工作中的一丝慰藉，音符如同一根线，连接了医患的内心。该服

务创新项目2024年获第九季改善医疗服务行动全国医院擂台赛“增强人文建设”中南赛区晋级卡、总决赛“卓越案例”奖等。

2. 锲而不舍，优化护理流程的质量改善师

为推动护理质量持续改进，作为医疗安全的主体，护理部在风险控制上组织号召运用RCA、PDCA、QC、精益管理等质量管理工具开展安全专项活动。中医专家护士以锲而不舍的精神，敏锐的洞察力，丰富的临床经验，深入调研临床护理的痛点与难点，积极运用PDCA循环、根因分析、FAME、QC等质量管理工具改善临床护理疗效，从临床实践出发，以问题为导向，不断创新，发挥中医药优势，运用科学的方法前瞻性解决护理难点问题，取得一定成效，中年护士逐渐成为中医护理质量安全的守门员，麻醉大科“改良髋关节镜下肢牵引靴”获得创新一等奖，大院内一科“降低氟尿嘧啶类化疗药物所致口腔黏膜炎发生率”获得QC一等奖。中年护士主导的《降低妇科术后导尿管相关泌尿道感染发生率》获2020年度中国质量协会“质量技术奖”、广东省护理学会“优秀护理质量改善项目奖”;《SBAR交班模式在骨科老年患者围手术期风险控制中的应用》，获得第四届中国医院管理奖质量管理组优秀奖;“基于3C理念构建乳腺癌患者全人康复服务模式”参加首届中国医院质量成果发表赛，其项目荣获示范级(行业最高)成果。

中年护士作为质量控制主力军，围绕临床护理全过程，以巡视整改为契机，不断优化护理质量管理体系、提升治理能力。每年三级护理质量控制共1万次20万项，问题指标数5 000项，合格率平均98%，以质量改进闭环促进全程质量持续改进。聚焦临床床边给药环节、跌倒风险评估等风险环节重点攻关，基于项目管理方式助推质量管理，已完善相关流程37个，优化制度19个。

中年护士在中医护理文书书写流程上，简化冗余内容，设计标准化模板，借助信息化系统减少书写时间，让护士有更多精力专注于患者护理。通过持续改进护理流程，不仅提高了工作效率，更保障了护理服务质量，为患者提供更加优质、高效的护理体验。推进信息化建设、创新发展智慧医院，推动信息技术与护理工作深度融合，进一步提升护理质量、保障患者安全。建立了临床业务及质量管理信息体系，借助护理管理、移动护理、护理决策分析三大智能化信息系统，实现了输液、检验、输血等八大业务闭环，护理文书的电子结构化及中医护理方案的信息化。同时，以问题和需求为导向，逐步建立具备护理业务运行、护士人力调配、质量持续改进等多功能的护理管理平台，实现了人员档案、护理管理、护士排班及继续教育的规范化、科学化及标准化管理。护理信息化建设不但优化了护理服务流程和服务模式，而且提高护理工作效率，减轻护士工作负荷，保障护理质量安全。

（二）中年精力，驱动专科内涵化

1. 全力以赴，培养高精尖的专科特种兵

精心培育，强化专科高水平人才队伍建设。目前全院共 575 人次取得专科护士证书，涵盖中医、静疗、伤口、老年等 30 个专科领域。以患者“十大安全目标”为核心，围绕护理质控关键环节，优化护理质控流程和方法，在全院成立提升质量安全的专业小组，选拔技术精湛、经验丰富、精力充沛的中年护士，发挥中医药优势，积极投身高难度护理技术的专科问题攻关，全力打造具有影响力的亚专科品牌。如静疗小组、伤口小组、VTE 小组、急危重症小组、中医护理小组、创新小组等 15 个亚专科质量小组和 376 名护理专家，聚焦贤能，提质增效，通过深耕技术、优化流程、强化检查等提升全院亚专科质量水平，全力以赴，培养高精尖的亚专科护理人才，以指导解决前沿护理难题，如为提升急危重症护理水平，积极开展急救新技术人工肝、体外膜肺氧合（ECMO）联合血液净化（CRRT+DPMAS）以及连续肾脏替代治疗（CRRT）串联人工肝血浆置换治疗操作技术，处于省内领先水平；创新 ECMO 4E 管理模式，为患者康复占取先机，提高远期生存率；应用中医护理手段促进国际首创 A 型夹层全弓置换术半阻断术后患者康复。

创新应用中医特色疗法，充分发挥中医护理解决专科专症临床问题的优势。皮肤科护理亚专科以国医大师禤国维教授的学术思想为核心理论，运用中

西医结合护理手段，不断创新，在表皮坏死松解症、剥脱性皮炎患者快速康复中效果显著，极大减轻患者痛苦。外科护理亚专科以岭南疡科学术理论为基础，建立了具有岭南特色的中西医结合伤口造口护理模式和方法，有效解决各种疑难复杂伤口，通过接收进修生、学术交流等将好的经验积极推广至全国。开展疑难复杂病案的 MDT 大会诊，积极推动个案管理，50 余人在省级个案比赛中荣获特等奖、200 余人荣获一等奖。

2. 开拓进取，培养专科型会诊师

精准医学的发展，使专科细分越发精细，为了给患者提供全方位、全周期、全链条的精准服务，护理 MDT 势在必行。中年护士专科经验丰富，专科知识扎实，应急能力强，因此，势必成为全院专科会诊师的首选人才。他们注重团队协作，积极发挥核心作用，活跃在全院各类疑难、复杂、罕见的护理病例讨论、护理会诊、护理查房的现场，营造良好学习氛围，促进知识共享与经验交流。在疑难病例讨论中，引导团队成员从中医、西医多角度分析病情，制定护理计划，培养临床思维与综合护理能力。

对外积极开展合作交流，参与多学科联合诊疗（MDT），与医生、康复治疗师、营养师等共同制定个性化诊疗护理方案。通过参加学术会议、进修学习，及时掌握专科前沿动态，并将所学带回团队，推动团队整体水平提升。丰富了专科护理的内涵，提升了护理质量的安全性，目前共有 23 类 79 名护理会诊师，承担全院 2000 余次的会诊工作量。他们每年需要进行集中培训并进行严格的考核，护理会诊次数少于 10 次，或护理会诊质量不合格均将撤销会诊资质。

三、中年实力，提升教学多元化

（一）经验赋能，个性化教学模式的主导者

“师承制”教学是我院一张亮丽的名片，新护士入职第一天就会给安排一名“导师”，而导师基本上是由工作 5～15 年经验丰富、专业扎实且具有带教资格

证的中年护士所担任,他们每年需要集中培训,学习积极、创新的个性化教学模式。在新护士规范化培训中,通过沟通交流、观察表现,全面了解新护士知识基础、技能水平与学习能力,为每人制定专属培训计划。

对于理论薄弱但动手能力强的新护士,重点加强中医护理理论学习,推荐书籍资料,安排专题讲座,通过案例分析、小组讨论加深理解;对于理论扎实但实践不足的新护士,则注重实践技能培养,增加临床实践机会,安排一对一指导,通过示范操作、模拟训练提升技能水平,有效增强培训效果,助力新护士快速成长。目前,广东省中医院具有带教资历的导师共有 256 人,每年需要承担 300 余新护士及 200 余名本科实习护士的个性化带教工作,为护理团队规范化、同质化及个性化人才培养赋能。

此外,导师们为了进一步夯实新员工中医护理基础,结合国家相关要求并结合本院特点,重新制定 100 学时“西学中”中医护理规范化培训方案,包括理论及实践课程。接收来自 26 所院校 267 名护生来院实习;来自 487 家医院的 915 名进修生。

(二) 多元融合,构建立体化教学体系的革新者

广东省中医院是广州中医药大学第二临床医学院,每年要承担 200 余学时的大学教学工作,而前往大学教学的要求更高,管理也更严,不仅需要具备临床工作经验,更有学历和教学方法的多重要求,需要通过学院的层层考核,获取主讲老师资格证,并每年要参加优秀教师的观摩授课,积极探索多元化教学方法与手段,构建立体化教学体系。而这个艰巨而神圣的任务,基本就由我们优秀的中年护士所担任,他们善于学习,善于将传统教学与现代信息技术相结合,运用多媒体教学、网络平台、虚拟仿真等技术丰富教学形式。讲解中医经络腧穴知识时,借助 3D 人体经络模型、动画演示,将抽象知识直观呈现,便于学生理解记忆。利用网络教学平台发布资料、布置作业、在线答疑,实现线上线下融合。同时引入案例教学、情景模拟、项目式教学等方法,让学生在实际案例分析、模拟操作与项目实践中,提升解决问题与团队协作能力,构建起全方位、多层次的

教学体系。

中年护理教师持续优化教学体系，培养创新型护理人才。并根据我院护理学科优势，新开设本科课程“中医适宜技术培训课程”，研究生课程“岭南特色中医适宜技术临床实践”，促进护理理论与实践的创新，提高护理学科的学术地位。护理学教研室连续第八年被评为“教学绩效评价成绩前五名教研室”；魏琳、张晓璇等10余名老师先后荣获广州中医药大学“优秀研究生指导教师”称号。推行并完善护理本科生“导师制”，2位带教老师评为广州中医药大学“优秀教师”。在教学绩效评优的基础上修订并推行了“科室—片区—护理部三级评审”的模式。积极参与第二临床医学院及护理学院的课堂教学工作，其中“中西医结合护理学”课程组获得2020—2021学年学生评价优秀前5名课程组。吴巧媚等的《基于案例导向式的Teach-back为核心的新型教学模式在ICU规培生培养中的教学改革与实践》，获得广州中医药大学第十届教育教学成果奖二等奖。李燕芳荣获中国医药教育协会举办的第二届粤港澳大湾区青年教师授课大赛护理组一等奖。

（三）实践导向，强化临床教学基地建设的主力军

广东省中医院现共有国家级、省级护理教学基地74个，每年共接收近300名专科护士来院基地实践，在全国的影响力、辐射力持续增大。教学任务艰巨而重要，中医专家护士精力充沛、教学热情高昂，他们重视临床实践教学，积极参与临床教学基地建设。完善教学设施设备，配备先进护理教学模型、模拟病房等，为实践教学提供良好条件。加强临床教学师资队伍建设，选拔经验丰富、教学能力强的护士担任带教老师，并定期组织培训，提升教学水平。

在临床教学中，注重引导学生将理论应用于实践，培养中医临床思维与操作技能。通过开展护理查房、病例讨论、技能竞赛等活动，激发学生学习积极性，提高临床教学质量，为培养高素质中医护理人才奠定坚实基础。

四、中年魄力，推动科研精准化

（一）精准定位，临床关键科研课题的锚定者

中医专家护士以敏锐的洞察力与果敢的魄力，立足临床挖掘关键科研课题。深入分析临床护理难点、热点问题，结合中医护理特色优势确定研究方向。发现化疗后患者手足麻木问题突出，现有医疗效果不佳，便提出“基于四井排毒理论运用铜砭刮痧干预化疗所致周围神经毒性反应的研究”课题，旨在探索更有效的中医措施。

中医专家护士关注到中医护理技术在社区慢性病管理中的应用研究不足，开展“中医护理技术在社区高血压患者管理中的应用效果研究”，为社区慢性病管理提供科学方案。这些选题紧密围绕临床需求，具有很强的针对性与实用性。

（二）科学严谨，运用前沿研究方法技术的指导者

中医专家护士在科研中勇于创新，运用前沿研究方法与技术，确保科研设计科学严谨。在研究中医护理技术疗效时，采用随机对照试验、前瞻性队列研究等高级别研究设计，合理设置对照组与干预组，严格控制变量，保证结果可靠有效。引入循证护理理念，系统检索评价国内外文献，将最佳证据应用于科研实践。运用统计学软件进行深入数据分析，采用多元回归分析、结构方程模型等方法揭示变量内在关系，为研究结论提供有力数据支撑，提升中医护理科研质量与水平。

（三）成果转化，促进科研临床深度融合的推动者

中医专家护士具有强烈的成果转化意识与魄力，积极推动科研成果向临床转化。与医院部门、企业密切合作，将成熟成果推广应用。研发的新型中药敷料对慢性伤口愈合效果显著，便与伤口造口护理门诊合作开展临床应用，并与制药企业合作进行产业化开发。

通过举办学术讲座、培训班等形式,向同行推广科研成果与经验,促进成果广泛传播应用,实现科研与临床的深度融合,推动中医护理事业不断创新发展。中医专家护士在“金色时代”,以独特的优势与不懈的努力,在护理工作的各个领域绽放光彩,为医院护理事业发展做出了卓越贡献。未来,他们也必将继续在护理岗位上发光发热,书写更加辉煌的篇章。

五、小结

中医专家护士是护理团队中的“黄金一代”,其优势并非单纯依赖年龄,而是经验积累、职业沉淀与个人素养的综合体现。在医疗行业中,他们既是技术骨干,也是人文关怀的践行者,更是年轻一代的引路人,对提升整体护理质量和患者安全具有不可替代的作用。在广东省中医院中年骨干护士的共同努力和大力支持下,广东省中医院在2023年成功获批广州市护理重点专科首批建设单位,重点加强老年、重症、康复、慢病等领域护理服务建设,进一步加快推进临床护理重点专科的建设和发展。护理团队在2023年广州国际护理博览会暨粤港澳健康护理领导力高峰论坛中获“专科护士发展领导力奖”“教育护士发展领导力奖”“研究护士发展领导力奖”“中医护理发展领导力奖”“ITE创新护理领导力奖”,是全省唯一一家实现大满贯的医院。

第三节

中医资深专家护士,柱石之坚

一、中医资深专家护士特点与优势

中医资深专家护士凭借数十年的职业沉淀与人生阅历,在护理领域展现出独特的价值。他们的特点与优势不仅体现在专业能力上，更体现在对患者的人文关怀、行业经验传承以及特殊场景的适应性中。以下从多个维度展开分析。

（一）专业能力：深耕细作，经验即“资源库”

1. 临床经验的“活字典”

历经数十年中医护理实践，熟悉各类疾病的中西医诊疗流程、护理要点及罕见病例处理，能快速识别隐匿病情（如早期中风的舌质细微体征、脑膜瘤转移患者的早期行为变化）。

2. 操作技术的“稳压器”

（1）擅长复杂、高难度操作，如老年患者血管硬化时的静脉穿刺、长期卧床者的压疮护理、临终患者的舒适照护等，手法轻柔且精准，减少患者痛苦。

（2）在急救场景中（如心脏骤停、窒息），能凭借肌肉记忆快速配合医生完成抢救，流程衔接无缝。

3. 全局思维的“统筹者”

对护理流程的优化有深刻理解，能从科室整体效率出发协调资源（如合理分配护理人力、规划高危患者巡视频次），尤其在人力紧张时可稳定局面。

（二）职业素养：岁月沉淀的“守护者”

1. 耐心与共情能力的“天花板”

人生阅历丰富，更能理解老年患者、慢性病患者的心理需求，沟通时注重倾听与尊重，擅长用通俗语言解释医疗术语（如向文化程度较低的患者说明透析注意事项）。

对临终患者及其家属的哀伤辅导更具经验，能提供情感支持与生命教育，体现“全人护理”理念。

2. 责任感与忠诚度的“标杆”

（1）对职业有深厚情感，视护理为终身事业，工作中严谨细致，注重医疗安全（如核对医嘱时坚持“三查七对”，杜绝低级差错）。

（2）流动性极低，是科室文化与价值观的“传承人”，如在坚守传统护理规范的同时，包容新技术的引入。

3. 抗压能力与情绪管理的“典范”

（1）经历过医疗行业的变革（如从手写病历到电子系统、从传统护理到专科化发展），面对工作模式转变时更显从容，能稳定团队情绪。

（2）在医患矛盾中，可凭借威望与沟通技巧化解冲突，如向家属解释治疗局限性时，既保持专业又传递温度。

（三）角色价值：行业中的“传帮带”核心

1. 护理教育的“资深导师”

（1）作为临床带教老师，能将“隐性经验”转化为教学内容，如通过真实案例分析护理风险点，指导年轻护士规避误区。

（2）擅长培养职业素养，如教导学生“慎独”精神、人文关怀的实践方法，弥补院校教育的实操短板。

2. 专科领域的“权威顾问”

在老年护理、伤口造口护理、安宁疗护等专科领域，常成为团队的“技术顾问”，参与制定护理标准或疑难病例讨论。例如：在创建“无陪护病房”时，老年护士可基于经验设计符合老年患者特点的护理流程，提升照护质量。

3. 行业历史的“见证者”与“推动者”

（1）熟知医院护理学科发展历程，能分享行业变迁中的经验教训（如护理管理模式的演变、护理科研的起步），为学科建设提供历史视角。

（2）可作为“桥梁”，促进年轻护士理解传统护理智慧与现代技术的融合（如用传统中医护理知识辅助术后康复）。

（四）潜在挑战与适配建议

1. 挑战

（1）体力与精力可能有限，难以适应高强度倒班或急诊一线工作。

（2）对新兴技术（如 AI 护理工具、智能监测设备）的学习速度较慢，需借助培训或年轻同事协助。

2. 适配岗位与策略

（1）固定岗位：门诊导诊、专科护理门诊、护理质控、带教导师、老年长期照护等。

（2）灵活工作模式：参与护理会诊、远程指导、健康科普（如线上老年护理讲座）。

（3）医院支持：提供延缓退休政策、开设“护理专家工作室”，或通过“老带新”结对机制发挥其价值。

二、书写中医资深专家护士的“红色经典”

在中医药传承与创新的长河中，老年中医护士凭借数十年积淀的深厚经验、沉稳睿智的领导风范和矢志不渝的职业信念，成为中医护理领域的柱石之坚。他们以高资历直面疑难病症，用高统筹引领学科发展，凭高能力培育护理人才，借高站位深耕科研创新，在临床实践、学科建设、教学传承与科研攻坚等方面持续发光发热，为中医护理事业的蓬勃发展注入强劲动力。

在三甲中医院的护理工作中，中医资深专家护士犹如璀璨的星辰，他们以丰富的经验、精湛的技术和无私的奉献精神，在护理事业的道路上发光发热。其成长历程充满着攻坚克难、开拓进取的精神，恰似一部部“红色经典”，激励着自身不断前行，也引领着护理团队蓬勃发展。以下将从“迎难而上攻痼疾”“引领学科攀高峰”两个方面，详细阐述中医资深专家护士的成长轨迹与突出成效，彰显他们在护理工作中的核心价值与重要贡献。

（一）高年高资历，迎难而上攻痼疾

1. 传承精华，改善疑难病症的名护攻坚者

中医资深专家护士凭借多年临床积累的深厚功底，对中医护理技术有着独

到的理解与运用。在面对诸如顽固性糖尿病足、癌因性失眠等疑难病症时，他们积极传承中医护理精华，同时大胆创新，探索出一系列行之有效的护理方案。

以顽固性糖尿病足患者的护理为例，中医资深专家护士依据中医理论，结合患者的体质与病情，在传统的刮痧基础上进行改良。他们在器具上使用铜砭进行刮痧，深入研究不同穴位的功效，精选出更具针对性的穴位组合，如养老穴、胃脘下穴、血海等，并对刮痧的处方进行优化，重点刮胫骨，最后行四井排毒手脚磨痧，引血下行，滋养筋骨。通过临床实践，该改良后的铜砭刮痧疗法显著改善了糖尿病足症状，提高了患者的生活质量。在实际操作过程中，高年资护士还会耐心地向年轻护士讲解每个穴位的定位方法、刮痧的注意事项以及作用机制，将创新成果转化为团队的共同财富，立项了课题，也发表了专利。

中医资深专家护士是医院名护培训的重点人员，也是名护培训的主力军，医院以严格的培训和考核机制激励高年资中医护理人员不断前行，在临床上发挥攻坚者的力量，在学术上起到领头羊的作用；医院将持续开展宽进严出的中医"名护学堂"人才培养项目，截至 2024 年共培养中医"名护"31 名，他们享有中医护理门诊出诊资质，在全国首个探索具有非药物处方权，他们在专科中医护理水平提升中展现了显著的带动作用，为患者提供专业化中医护理服务提供有力保障。

2. 勇挑重担，在危急重症救治中探索者

在危急重症患者的救治战场上，中医资深专家护士总是冲锋在前，凭借丰富的经验和沉稳的心态，为患者的生命健康保驾护航。在面对急性晕厥、脑卒中急性期等紧急情况时，他们能够迅速准确地执行各项护理操作，与医生紧密配合，争分夺秒地挽救患者生命。

聚焦"急危重、疑难罕"，为解决患者急难愁盼的医疗需求破局。以危重症先锋队为抓手，落实、提升危重症护理质量的关键环节，做到危重症护理督导专业化，危重症护理措施固态化，形成心电监护仪报警设置准确率、无创面罩佩戴准确率等 30 个危重症管理过程质量控制指标，有效促进全院危重症护理能力及水平。心血管大科高年资护理团队通过医护一体化管理、中西医融合辨证施护、多学科共同合作等方式,完成了全国中医系统第一例左心室辅助系统(人工心)手术围手术期护理,在此类手术患者围手术期中,首次应用中医外治法如耳穴压豆、中药热奄包、皮内针、腕踝针等,通过针药联合并用、内服外治兼施,改善患者术后胃肠功能紊乱、术后疼痛、心理焦虑等问题,效果显著。

深化专科护理建设,组织优化国家中医药管理局下发的《52个优势病种的中医护理方案》,以成果为导向,聚力主攻脑卒中、慢性阻塞性肺病、炎症性肠病、糖尿病周围神经病变、结直肠癌、胃癌等15个专病护理。主导编写《岭南特色专科专病护理丛书》,丛书共分12册,聚焦岭南特色的中医护理理论与技术,将岭南中医护理临证实践的宝贵精髓细致呈现,持续推动护理专科建设。

3. 扎根基层,助力互联网+中医服务新模式的开拓者

中医资深专家护士不仅在医院内发光发热,还积极投身于社区老年病管理与康复工作,将优质的中医护理服务带到居民身边。他们定期深入社区,为患有高血压、糖尿病等慢性病的居民开展健康讲座,普及中医养生知识和慢性病自我管理方法。

规范中医护理技术应用,提升服务效率。制定《中医护理技术临床应用管理方案(试行)》,进一步加强我院中医护理技术的规范管理,保障中医护理技术临床应用的安全性和规范性。

进一步拓展"互联网+护理服务"的内涵和范围。创新中医护理服务模式,开展"互联网+中医服务新模式",以"e+医"的方式,继续加强公益讲堂健康知识科普;为老年患者提供健康状况评估、制定居家康复方案;针对有需要的老年患者制定干预方案,提供居家上门康复护理服务,让健康居家养老更有"医"靠。致力打造特色鲜明的中医药服务体系,实现中医药特色全程参与保驾护航的居家健康养老之路,打通医院到家的"最后一公里"。采用互联网等各种技术及社交平台,开展视频号、直播、微信公众号平台等多种手段,推动中医药服务的现代化和便捷化,推广中医文化、提高中医药服务的效率和质量。《互联网+医养结合,助力健康居家养老》在2023年广东省互联网+及居家护理服务亮点展示活动中获最佳项目。

在社区健康讲座中，中医资深专家护士用通俗易懂的语言，向居民讲解中医“治未病”的理念，介绍如太极拳、八段锦等中医传统养生功法对慢性病防治的益处，并现场示范功法的动作要领。同时，针对高血压患者，他们详细讲解中医食疗的方法，推荐芹菜红枣汤、菊花山楂茶等具有降压功效的食疗方；对于糖尿病患者，传授足部护理的中医技巧，如穴位按摩、中药泡脚等，预防糖尿病足的发生。此外，中医资深专家护士还建立了社区慢性病患者护理档案，定期进行随访，根据患者的病情变化调整护理方案，为社区慢性病患者提供了全程、连续的中医护理服务，有效提高了社区居民的健康水平，也提升了中医护理的社会影响力。

（二）高年高统筹，引领学科攀高峰

1. 统筹规划，中医护理学科发展体系的构建者

中医资深专家护士凭借对中医护理学科发展趋势的敏锐洞察力和丰富的管理经验，在学科体系建设中发挥着统筹规划的重要作用。他们结合医院的实际情况和中医护理的特色优势，制定了中医护理学科发展的中长期规划。

在规划中，明确了中医护理学科的发展目标，即打造具有鲜明中医特色、在区域内具有领先水平的中医护理学科。为实现这一目标，他们从学科方向、人才培养、科学研究、临床实践等多个方面进行系统布局。确定了中医特色护理技术研究、中医护理方案优化、中医情志护理应用等多个重点学科方向；制定了完善的人才培养计划，包括新护士规范化培训、在职护士继续教育、专科护士培养等；建立了中医护理科研激励机制，鼓励护理人员开展科研工作；加强与临床科室的协作，推动中医护理技术在临床的广泛应用。通过中医资深专家护士的统筹规划，为中医护理学科的发展奠定了坚实的基础，指明了清晰的方向。

深化行业引领，专科建设领先全省。成功获批全省唯一一个护理学国家中医优势专科（培育）建设项目，入选广州中医药大学护理二级学科成人与老年方向带头单位。珠海医院护理学获珠海市“十四五”中医药重点专科建设项目。每年举办“珠江护理会议——中医护理管理人才培训暨护理创新成果展示交流

会”，助推中医护理高质量发展。

深耕亚专科建设，推动护理学科高质量发展。广东省中医护理质量控制中心设立8个亚专科组和7个中医护理质控联络站，以目标为导向科学精准开展中医护理质量安全提升工作。围绕“一专、一优、一品牌”，进一步推进护理亚专科建设。以探索专科领域临床护理问题的科学解决方法为切入点，创新构建“卒中后肺部感染中西医结合预防策略”“基于循证的脓毒症患者早期康复标准化构建及研究”“基于‘八段锦序贯疗法’的重症康复体系”等，相关成果发表核心论文12篇（SCI收录4篇），出版中英文专著6部，受到中央电视台《健康之路》、新华社《新华大健康》、中国中医药报等媒体报道。

2. 推动协作，促进多学科融合发展推动者

在现代医学发展的大趋势下，多学科融合已成为提高医疗服务质量的重要途径。中医资深专家护士积极推动中医护理与其他学科的协作与融合，促进了医院整体医疗水平的提升。

在与中医临床科室的协作方面，中医资深专家护士深入参与中医诊疗方案的制定，从护理的角度提出建议和意见，使诊疗方案更加全面、科学。例如，在中医肿瘤科室，他们与医生共同探讨中医外治法在肿瘤患者疼痛缓解和并发症预防中的应用，将中药灌肠、中药坐浴等中医护理技术与中医中药治疗相结合，取得了良好的临床效果。在与西医科室的融合中，中医资深专家护士积极推广中医护理技术在西医疾病治疗中的应用，如在骨科术后患者的康复护理中，运用中医推拿、艾灸等技术，促进患者肢体功能的恢复，减少了术后并发症的发生。通过多学科的协作与融合，充分发挥了中医护理的特色优势，实现了中西医优势互补，为患者提供了更加优质、全面的医疗护理服务。

3. 对标前沿，中医护理标准的制定者

中医资深专家护士始终关注中医护理学科的前沿动态，积极引进和吸收先进的理念和技术，不断提升医院中医护理学科的影响力。他们积极组织护理人员参加国内外的学术交流活动，了解中医护理学科的最新研究成果和发展趋势，并将所学知识应用到实际工作中。

深化标准引领，护理标准化建设取得新突破。我院中医特色护理服务标准化示范点项目以96分的优异成绩顺利通过广东省市场监督管理局评估，是广东省首家高分通过该项验收的医疗机构。通过标准化示范点建设，创新构建了“三个一”的推广模式，助力中医护理行业发展：搭建了一套中医特色护理服务标准体系，创新了一套中医护理人才培养模式，构建了一套“一区一品”的中医护理服务文化。2024年全院护理标准立项33项，牵头发布《中医护理门诊建设规范》《便秘的脐部敷贴技术规范》标准10项，标准立项数量较上年增幅高达115%。标准化建设促进了临床护理工作向科学、精准迈进，提升护理质量安全。

同时，中医资深专家护士还鼓励护理人员在学术期刊上发表论文，总结和分享中医护理的临床经验和研究成果。近年来，医院中医护理团队在核心期刊上发表了多篇高质量的学术论文，涉及中医护理技术创新、中医护理方案优化等多个领域，引起了同行的广泛关注。此外，他们还积极参与中医护理行业标准和规范的制定，为推动中医护理学科的规范化发展贡献力量。通过这些举措，医院中医护理学科的知名度和影响力不断提升，在中医护理领域的话语权日益增强。

三、小结

老年中医护士是护理行业的“宝藏群体”，其价值远超普通劳动力范畴——他们是经验的“存储器”、人文关怀的“践行者”、职业精神的“播种机”。在老龄化加剧、护理人才短缺的背景下，充分挖掘老年护士的优势，不仅能提升医疗服务质量，更能传承护理行业的温度与灵魂。正如南丁格尔所说：“护理是一门艺术”，而老年护士正是将这门艺术与岁月智慧结合的典范。

广东省中医院始终坚持“因人施教，因才施用”的理念，挖掘老中青中医护理人员的特长与优势，人尽其才、才尽其用，始终聚焦全院护理同仁的力量，坚持以习近平新时代中国特色社会主义思想为指导，坚持人民至上、生命至上，大力弘扬南丁格尔精神，坚定践行叶欣精神，扎根基础护理、加强专科护理、深化中医护理，2024 年我们成功获批全省唯一一个护理学国家中医优势专科（培育）建设项目，入选广州中医药大学护理二级学科成人与老年方向带头单位。作为全省首家中医护理服务标准化示范单位高分通过省市场监督管理局验收。入选国家卫生健康委“患者安全工具优秀实例”14 项，“改善就医感受，提升患者体验”创新实践案例 34 项，两项入选数量均列全国榜首，为医院和护理的高质量发展完成既定目标和工作任务，交出一份满意的答卷。

木欣欣以向荣，泉涓涓而始流，广东省中医院护理团队将以坚如磐石的信心、只争朝夕的劲头、坚韧不拔的毅力，紧跟国家和医院的发展步伐，落实“十五五”的行动计划、广东省高水平医院建设要求，稳步开展各项工作，中西结合、内外兼修，不断引进新技术、新方法，努力打造和谐、创新、卓越、研究型的中医护理团队，建设全国知名的临床研究型中医院而奋发图强、奋勇前行。

第四章

中医护理专科建设与发展

万物有所生,而独守知其根。中医护理深深植根于中医整体观念,承载着中华民族数千年的智慧与文化结晶。阴阳五行学说与辨证施护的理论体系,体现了人与自然、人与社会的和谐统一,成为中医护理的"根脉"与灵魂所在。

十年育树,百年育人。从神农尝百草的朴素实践到《黄帝内经》奠定理论基石,从《千金方》中孙思邈对护理技术的创新到《脉经》中王叔和对脉象与护理的结合,中医护理在理论与实践中的深厚底蕴源远流长,为现代中医护理学科的独立与发展提供了坚实基础,也赋予了中医护理"传承"的时代使命,进而促进专科建设不断发展。

第一节

中医护理学的历史沿革与时代价值

中医护理学是以中医理论为指导,融预防、治疗、康复、保健为一体,运用独特的护理理念与技术,保护和增进人民健康的应用型学科,是祖国医学不可或缺的重要组成部分。其核心理念在于整体观念与辨证施护,强调"医中有护""护中有医"乃至"医护一体"的紧密结合。

一、萌芽阶段:远古至先秦时期

中医护理的萌芽可追溯至远古时代。那时,我们的祖先在与自然环境和疾病的斗争中,逐渐积累了疗伤治病的感性认识。《史记·补三皇本记》记载:"神农氏以赭鞭鞭草木,始尝百草,始有医药。"《淮南子·修务训》中也提到神农尝百草,令民知所避就。这些记载表明,早期的医疗活动已包含了护理的雏形,即通过观察和实践获取健康知识,并应用于日常生活中。

在先秦时期,中医护理的理论基础逐渐形成。《黄帝内经》作为现存最早的医学典籍，系统地阐述了中医理论，包括阴阳五行学说、整体观念、天人相应等，为中医护理学的发展奠定了理论基础。同时，《黄帝内经》中也提到了许多护理方法，如饮食调养、情志调摄、运动锻炼等，体现了中医护理注重整体和预防的特点。

二、形成阶段：秦汉至隋唐时期

秦汉至唐代是中医护理学逐渐形成的重要时期。东汉末年的名医张仲景《伤寒杂病论》中开创了辨证施护的先河，详细论述了对疾病的辨证施护理论和措施。张仲景的辨证施护思想强调根据患者的具体病情制定个性化的护理措施，以达到最佳的治疗效果。此外，张仲景还首创了猪胆汁灌肠法等护理操作技术丰富了中医护理的方法体系。

三国时期的名医华佗不仅以发明麻醉术而闻名，还倡导“五禽戏”，将体育与医疗护理结合起来，开创了康复护理的先河。华佗的“五禽戏”模仿虎、鹿、猿、熊、鸟五种动物的姿态动作，通过运动锻炼来促进身体健康和疾病康复。

唐代著名医药学家孙思邈以高尚的医德和高明的医术流芳百世。他在养生健身方面提出了许多宝贵的护理方法，如饮食调养、情志调摄、运动锻炼等。孙思邈的著作《千金要方》和《千金翼方》中也记载了许多中医护理的内容，为后世中医护理学的发展提供了重要的参考。

三、发展阶段：宋元明清时期

宋元明清时期是中医护理学进一步发展的阶段。在这一时期，中医护理的理论和方法得到了进一步的丰富和完善。宋代的医学家们在护理技术方面进行了许多创新，如熏洗法、烟熏法、坐浴法、外掺法等。这些护理技术不仅在当时得到了广泛的应用，而且对后世的中医护理学产生了深远的影响。

明代的医药学家李时珍著有药物学巨著《本草纲目》，其中也记载了许多中医护理的内容，如食疗、药膳等，为中医护理学的发展提供了重要的参考。

清代名医钱襄的《侍疾要语》是一部有关护理学的专著，系统地阐述了中医护理的理论和方法。钱襄在书中强调了护理伦理和护患沟通的重要性，提出了许多护理原则和方法，对后世中医护理学的发展产生了重要影响。

四、现代化阶段：近现代至当代

近现代至当代是中医护理学现代化和国际化的重要阶段。20 世纪 50 年代，中医护理在医学中具有了自己的独立地位，各地先后开办了中医护士学校及中医护理学习班。1958 年，中国第一部中医护理专著《中医护病学》问世，标志着中医护理学作为一门独立学科正式形成。

20 世纪 80 年代中期，全国中医护理教育逐渐兴起，中医院校纷纷开始招收高等护理专业。2003 年，南京中医药大学率先招收了中西医结合护理学硕士研究生，标志着中医护理教育向高层次发展。与此同时，中医护理学术交流、科研、护理专著也取得了可喜的成绩。1986 年，在中华护理学会领导下，成立了中医、中西结合护理学术委员会，推动了中医护理学的学术交流和科研发展。

随着全球范围内对中医药认识的提高，中医护理也逐渐得到了国际社会的认可和应用。我国在共建“一带一路”国家建设中，积极推进中医药国际合作，已建设了 30 个高质量中医药海外中心，这表明中医药包括中医护理在内为人类的健康事业做出强有力的贡献。同时，中医护理在促进患者康复、提高生活质量等方面也发挥着重要作用。

第二节
中医护理质量控制指标的构建

中医护理是以中医药理论为基础，结合整体观念和辨证施护原则形成的综合护理体系。在现代医学体系中,它以其独特的理论基础和实践方法,为患者提供了全面的健康管理和疾病护理。随着全球范围内对中医护理需求的日益增长,中医护理质量的监控和评价成为提升医疗服务质量的关键。尽管中医护理质量评价体系尚未统一,但构建科学、系统、可操作的中医护理质量控制指标,对于提升服务水平、保障患者安全、提高满意度至关重要。这些指标不仅为护理管理者提供量化评估工具,而且促进护理质量的持续改进。

在构建中医护理质量控制指标的过程中,我们融合了中医护理安全管理的十大目标,这些目标覆盖了从预防烫伤到规范火源管理等多个关键领域,为中医护理实践提供了安全保障。这些目标的实施,不仅体现了中医护理安全管理的重要性,也为构建中医护理质量控制指标提供了明确的方向和具体措施,确保中医护理服务的安全性和有效性,为患者提供更高标准的护理服务。

一、中医护理安全管理十大目标

中医护理安全管理是医疗质量管理的重要组成部分,其核心目标是确保患者在接受中医护理服务过程中的安全,减少医疗差错和不良事件的发生。中医护理安全管理十大目标的制定,不仅是对中医护理实践的规范和指导,也是对患者安全和护理质量的坚定承诺。这些目标覆盖了从中医温热疗法的管理到火源管理等多个关键环节,旨在通过具体的管理措施和操作规范,系统性地提升中医护理服务的安全性和有效性。这些目标的实现,将有助于构建一个更加安全、高效的中医护理环境,确保患者在接受治疗过程中的安全与健康。

此外,为评价《中医护理安全管理十大目标》的落实,相应制定了《中医护理安全管理十大目标》评价标准,标准详细规定了从结构、过程到结局的全方位评价指标,以确保中医护理实践的规范性和安全性。

(一) 加强中医温热疗法管理,预防烫伤事件

(1) 建立并健全烫伤高危风险评估制度,全面掌握患者情况,做好烫伤防

范工作。

（2）完善中医温热疗法操作流程，掌握防烫伤要点，保障安全。

（3）建立有效的烫伤及时处理机制，减少对患者的损害。

（4）主动报告烫伤不良事件，推广护理安全文化。

（二）完善中医护理针刺操作，提高用针安全

（1）操作者必须具备相关管理部门批准的技术准入资格。

（2）操作前严格评估，明确施针适应证及禁忌证，了解患者针刺治疗史及施针部位情况，避开主要血管、神经经行处等。

（3）根据施针部位选择合适的针具。

（4）严格执行操作规程，切实落实知情同意，取得患者配合。

（5）对首次接受针刺疗法及有晕针史的患者做好健康宣教，施针过程应密切观察患者情况，身心状况不佳时，避免施针。

（6）操作者做好职业防护，坚持标准预防和安全操作。一旦发生职业暴露，按规范立即进行处置。

（三）规范中医器具消毒及感控管理，防止交叉感染

（1）根据《中医医疗技术相关性感染预防与控制指南（试行）》制定并落实相关工作规范和操作规程，明确职责。

（2）督查《中医医疗技术相关性感染预防与控制指南（试行）》防控措施的落实，建立器具使用、处理制度及流程，持续改进。

（3）中医针刺类技术使用的一次性针具必须一人一用一废弃，严禁重复使用。可重复使用的各类针具，遵照《医疗机构消毒技术规范》WS/T 367 要求，严格一人一用一灭菌。

（4）中医刮痧类技术使用的器具应一人一用一清洁一消毒，宜专人专用；遇到污染应及时先清洁，后消毒。

（5）中医拔罐类技术使用的器具直接接触患者皮肤，应一人一用一清洗一

消毒,鼓励有条件的医疗机构由消毒供应中心集中处置。

(6) 中医敷熨熏浴类技术使用的器具应保持清洁,遇到污染应及时先清洁,后采用中、低效的消毒剂进行消毒。

(7) 中医灌肠类技术使用的一次性器具一人一用一废弃,严禁重复使用。可重复使用的器具严格一人一用一消毒。

(四) 健全中医护理技术操作规范,预防不良反应发生

(1) 严格掌握各项操作的禁忌证,全面评估患者,降低晕针、晕罐、晕痧、晕灸等不良反应的发生。

(2) 建立科学、安全的中医护理标准化操作流程,在临床和教学中应用、完善,降低因操作方法不当引发的不良反应。

(3) 建立中医护理操作不良反应的应急预案。

(五) 规范中药注射剂使用,预防药物不良反应

(1) 使用中药注射剂前详细询问患者病史和过敏史,对过敏性体质者慎用或禁用。

(2) 严格掌握中药注射剂的适应证与禁忌证,合理选择药物,个体化用药,杜绝中药注射剂的滥用行为。

(3) 严格根据药品说明书确定用药方案、使用疗程、用法用量、药物配伍、溶剂选择、配制方法、用药浓度、滴注速度。

(4) 严禁混合配伍,对某些不稳定的药物做到现配现用;谨慎联合用药,联合用药时,两者之间必须缓慢静滴 30~50 mL 的生理盐水。

(5) 加强用药监护,重点关注老年、儿童、肝肾疾病患者以及首次使用中药注射剂的患者,用药过程中密切观察用药反应,如有异常立即停药。

(6) 建立中药注射剂安全监测、评价、研究体系及药物不良反应(ADR)报告制度,为临床合理用药提供可靠的依据。

(7) 加强临床医务人员的中药基本理论知识培训。

(8) 使用中药注射剂过程中应加强防范意识,备好抢救药品。

(六) 规范中药口服给药管理,提高中药服药安全

(1) 正确煎煮药物。

(2) 根据病情缓急、药物性质选择适宜的给药途径、给药方法及给药温度;针对病情、病位及药物特点制定合理的给药时间及次数。

(3) 中药内服汤剂包上采用统一标明患者身份、给药等相关信息的标签贴;外用中药汤剂,警示标识应使用红色标签等醒目标志进行区分。

(4) 给药前护士需详细告知患者中药服用方法和剂量、给药过程中可能出现的不良反应及注意事项。

(5) 加强中药给药后的观察护理,重点观察患者的舌苔、出汗及大小便等情况。

(七) 关注皮肤保护,避免医源性皮损发生

(1) 操作前全面评估患者,包括是否有过敏史、出血性疾病、妊娠或月经期、疼痛耐受、皮肤情况等。

(2) 操作前检查用具,保证接触皮肤的部分如罐口、刮痧板等光滑无破损。

(3) 掌握正确的操作方法,根据病情、病位,为患者选择合适的体位和治疗部位,避开有水泡、伤口和瘢痕的位置。

(4) 操作中询问患者感受,观察局部和全身的情况,严防皮肤完整性受损。

(八) 保证中医诊疗设备功能正常,消除安全隐患

(1) 按照产品说明书要求对中医诊疗设备进行运输和贮存,对温湿度等环境条件有特殊要求的,应当采取相应措施,保证设备安全有效。

(2) 建立中医诊疗设备使用档案,按照产品说明书要求对设备进行检查、校准、维护并记录,及时进行分析评估,确保设备处于良好状态,保障使用质量。设备发生故障应立即停止使用,不符合安全标准的不得继续使用。

（3）中医诊疗设备应按照主管部门制定的消毒和管理的规定进行处理。

（4）制订中医诊疗设备使用手册，指导护士正确使用，识别存在问题。

（5）开展中医诊疗设备不良事件监测，完善中医诊疗设备相关不良事件上报制度和监测流程，制订相关规范，定期收集、分析、处理、追踪和反馈不良事件。

（九）加强灸疗管理，有效减少艾灸烟雾对人体刺激，保证人身安全

（1）施灸空间不宜密闭或过小，保证空气流通，有条件者应配置可移动的或固定的排烟设施。

（2）评估患者对艾烟的耐受程度，必要时可以让患者戴口罩。

（3）灸量大的情况下，操作者应尽量避免皮肤裸露，尽量减少皮肤和烟雾的接触。

（十）规范火源管理，保证操作环境安全

（1）定期检查，维修各种用火、用电设备要求，禁止设备故障运行。

（2）明火操作前，应清除操作现场的易燃、可燃物品。

（3）明火操作后，应检查操作现场有无遗留火种及未烧尽物品。

（4）操作环境中，应配置消防灭火器材，发生火灾立即用消防器材设施组织扑救。

（5）一旦火势不可控制，要及时将有火灾危险的人转移到安全地带。

二、中医护理质量控制指标的理论基础

在构建中医护理质量监控指标体系的研究中，理论基础的选择对于指标体系的科学性和实用性具有重要影响。广东省中医院选择 Donabedian 的三维质量结构模式作为理论基础，该模式将护理质量分为结构、过程和结果三个维度，为中医护理质量控制指标的构建提供了系统的理论框架。

(一) Donabedian 的三维质量结构模式

Donabedian 的三维质量结构模式起源于 20 世纪 60 年代，由美国学者 Avedis Donabedian 提出。该模式的发展标志着医疗质量评估领域的一个重要转折点，它将医疗服务质量的评估从单一的临床结果扩展到了结构、过程和结果三个维度。自 Donabedian 提出三维质量结构模式以来，该模式被广泛应用于医疗质量管理和评估中。它不仅被用于医院和医疗机构的内部质量控制，也被用于国家和国际层面的医疗政策制定和评估。随着时间的推移，该模式也被不断扩展和深化，以适应不断变化的医疗环境和需求。

Donabedian 的三维质量结构模式提供了一个评估医疗服务质量的理论框架，它包括以下三个核心维度：

结构（Structure）：指提供医疗服务所需的物理和组织条件，包括人员、设施设备、物资供应以及管理系统等。结构是医疗服务质量的基础，它为医疗服务的提供了必要的条件和环境。

过程（Process）：涉及医疗服务的实际提供过程，包括临床操作、护理流程、患者教育等。流程质量直接影响患者的健康结果，是连接结构和结果的桥梁。

结果（Outcome）：指的是医疗服务的最终结果，包括患者的健康状况改善、生存率、满意度等。结果是评估医疗服务质量的直接指标，反映了结构和流程的综合效果。

这一理论框架的提出，使得医疗质量评估不再局限于单一的临床结果，而是从多个维度全面考量医疗服务的质量。这种多维度的评估方法，为医疗质量管理提供了更为丰富和细致的工具，有助于医疗机构和政策制定者更好地理解和改进医疗服务质量。

(二) 中医护理质量控制指标研究现状

在国内，中医护理质量控制指标的构建已成为研究的热点。学者通过文献回顾、专家咨询和实证研究等方法，提出了一系列中医护理质量评价指标。例如，有研究通过问卷调查和访谈，收集患者和护理人员对中医护理质量的评价，从而确定关键的评价指标。此外，还有研究尝试将 Donabedian 的三维质量结构模式应用于中医护理质量评价中，通过比较中医护理与传统西医护理的质量差异，探索中医护理的特色和优势。这些指标涵盖了中医护理的多个方面，包括护理人员的专业知识、护理操作的规范性、患者的满意度等。

尽管已有初步的研究成果，但中医护理质量控制指标的构建仍处于探索阶段。缺乏统一的标准和广泛的应用。因此，我院旨在通过系统的方法，构建一套科学、系统、具有可操作性的中医护理质量监控指标体系，以推动中医护理质量的持续提升。

（三）中医护理质量控制指标构建的过程

中医护理质量控制指标体系的构建过程，是一个系统性、动态性的科学实践活动。它涉及对现有中医护理实践的深入分析，对护理质量影响因素的综合考量，以及对质量改进措施的持续跟踪和评估。我们通过指标筛选、分类和体系构建三个主要步骤，逐步挖掘中医护理质量控制的相关指标。

1. 指标筛选

（1）文献回顾：系统地梳理中医护理质量评价的文献脉络。通过系统地检索和分析国内外关于中医护理质量评价的文献，我们能够提取出文献中提及的中医护理质量评价指标，并根据文献的质量和相关性，筛选出具有较高共识和应用价值的指标。

（2）专家咨询：通过德尔菲法汇聚专家智慧，提炼关键指标。专家咨询是确定中医护理质量关键评价指标的重要环节。广东省中医院采用德尔菲法进行专家咨询，邀请中医护理领域的专家学者对初步筛选出的指标进行评价和补充。

2. 指标分类

依据 Donabedian 模型，将指标划分为结构、过程和结果维度。

（1）结构维度：结构维度的指标聚焦于护理人员资质、设施设备和环境管理等。通过文献回顾和专家咨询,发现护理人员资质是结构维度中最为关键且可量化的指标,包括护理人员是否具备中医护理相关的专业背景和资格证书、护理人员是否定期参与中医护理相关的继续教育和培训等。这些指标直接影响中医护理服务的质量和效率。

(2) 过程维度:过程维度的指标关注医护人员的行为。这些指标直接关联到中医护理服务的提供过程,包括护理操作的规范性、中医护理方案的落实、患者教育的实施以及护理记录的完整性等。

(3) 结果维度:结果维度的指标以患者为中心,关注患者对中医护理服务的满意度以及中医护理的安全性及效果。包括患者对中医护理技术的满意度、中医护理方案应用的效果评价、实施中医护理过程中的不良事件等。

3. 构建中医护理质量监控指标体系

(1) 指标量化方法:在构建中医护理质量监控指标体系的过程中,指标量化是确保指标可操作性和科学性的关键。为此,我们运用多种数据收集手段,包括问卷调查、现场观察和信息系统提取,以确保数据来源的多维度和完整性。同时,我们将量化结果与中医护理质量标准相对照,以评估各项指标的实际表现。例如,在评估护理操作规范性时,我们将现场观察到的操作与操作标准进行比较,以评估医院的护理服务质量。

(2) 指标体系的验证与优化:为确保中医护理质量监控指标体系的科学性和实用性,我们在实际中医护理服务中对指标体系进行了验证。通过数据收集、指标得分计算和结果分析等步骤,评估指标体系的科学性和实用性。根据验证结果,对指标体系进行必要的调整和优化,以提升其在实际应用中的有效性。

(四) 中医护理质量控制指标的内容

在完成了指标筛选、分类和体系构建的严谨过程之后,广东省中医院构建了一套全面的中医护理质量监控指标体系。该体系综合了结构指标、过程指标和结果指标三个关键维度,共同构成了一个立体化的质量监控框架,能够从不同角度捕捉和提升中医护理服务的质量。

1. 结构指标

（1）中医护理人员结构(表4-1)

表4-1　中医护理专业护士占比

项目	内容
一级指标	中医专科护理质量指标
二级指标	中医护理人员结构
三级指标	中医护理专业护士占比
指标属性	结构指标
计量单位	%
指标定义	统计周期内,中医药院校毕业或中医护理专业毕业的执业护士人数与全院执业护士总数的比率
计算方法	中医药院校毕业或中医护理专业毕业的执业护士/全院执业护士总人数×100%
指标意义	(1) 反映医疗机构内中医护理专业护士的结构配比 (2) 旨在让医疗机构除了关注护理团队的数量和规模外,还应关注护理团队的中医护理专业人员的招纳,护理人员中医护理基础与中医临床护理技术的开展及施护效果密切相关
质控目标	达标
备注	(1) 分子说明 1) 中医药院校毕业或中医护理专业毕业的护士指在中医药院校毕业的或在非中医药院校毕业,但专业属于中医护理的护士 2) 以统计周期内取得的全日制或在职继续教育为准 3) 排除:非中医药院校毕业或中医护理专业毕业的护士 (2) 分母说明 1) 护士指取得护士执业资格、在本医疗机构注册并在护理岗位工作的护士。 2) 包含:临床护理岗位护士、护理管理岗位护士、其他护理岗位护士、护理岗位的返聘护士、护理岗位的休假(含病产假)护士 3) 排除:医疗机构后勤部门、医保、院感等非护理岗位护士,未取得护士执业资格人员,未在本院注册的护士 (3) 根据国家中医药管理局《关于加强中医护理工作的意见》(中国中医药医政发〔2013〕42号)要求,三级中医医院中医药院校毕业或中医护理专业毕业的护士占比不低于40%;二级中医医院中医药院校毕业或中医护理专业毕业的护士占比不低于30%

(2) 中医护理人员培训(表 4-2~表 4-3)

表 4-2　中医药知识/技能培训时间达标率

项目	内容
一级指标	中医专科护理质量指标
二级指标	中医护理人员培训
三级指标	中医药知识/技能培训时间达标率
指标属性	结构指标
计量单位	%
指标定义	统计来院三年内接受中医药知识和技能培训时间≥100 学时的执业护士人数与全院执业护士总数的比率
计算方法	来院三年内接受中医药知识和技能培训时间≥100 学时的执业护士人数/全院执业护士总数×100%
指标意义	(1) 反映医疗机构有无进行系统性,规范化的中医护理教学与岗位培训 (2) 通过培训,从而优化中医护理人员的结构层次,提高中医护理人员质量,形成适合中医护理工作发展需要的人才培养模式
质控目标	达标
备注	(1) 根据国家中医药管理局《三级中医医院评审标准(2017 年版)》要求,中医医院护理人员来院三年内系统接受中医药知识和技能培训(培训时间≥100 学时)的比率≥70% (2) 来院时间计算以实际在护理工作岗位的月份起开始计算

**表 4-3　非中医院校毕业或非中医护理专业护士
中医药知识与技能培训时间达标率**

项目	内容
一级指标	中医专科护理质量指标
二级指标	中医护理人员培训
三级指标	非中医院校毕业或非中医护理专业护士中医药知识与技能培训时间达标率
指标属性	结构指标
计量单位	%

续　表

项目	内容
指标定义	统计非中医院校毕业或非中医护理专业护士来院三年内接受中医药知识和技能培训≥100 学时的人数与非中医院校毕业或非中医护理专业护士总数的比率
计算方法	非中医院校毕业或非中医护理专业护士来院三年内接受中医药知识和技能培训≥100 学时的人数/非中医院校毕业或非中医护理专业护士总人数×100%
指标意义	（1）反映医疗机构开展系统性，规范化的中医护理教学与岗位培训的落实情况 （2）聚焦非中医专业毕业护士的系统培训，保证中医护理培养的持续性
质控目标	达标
备注	（1）根据国家中医药管理局《三级中医医院评审标准（2017 年版）》要求，中医医院非中医专业毕业的护士系统接受中医药知识与技能培训的护士数占非中医专业毕业护士总数的比例≥70% （2）来院时间计算以实际在护理工作岗位的月份起开始计算

2. 过程指标

（1）中医护理业务开展（表 4－4～表 4－9）

表 4－4　全院开展中医护理技术项目数

项目	内容
一级指标	中医专科护理质量指标
二级指标	中医护理业务开展
三级指标	全院开展中医护理技术项目数
指标属性	过程指标
计量单位	项
指标定义	统计周期内全院已开展的中医护理技术项目数
计算方法	医院信息系统可统计的已开展中医护理技术项目数
指标意义	（1）反映医疗机构开展中医护理技术种类的覆盖面 （2）促进医疗机构积极开展中医护理技术，发挥中医护理特色和优势，注重中医药技术在护理工作中的作用
质控目标	达标
备注	（1）中医护理技术包括但不仅限于以下技术：刮痧、拔罐、麦粒灸、隔物灸、悬灸、蜡疗、穴位敷贴、中药泡洗、中药冷敷、中药湿热敷、中药涂药、中药熏蒸、中药热熨敷、中药离子导入、穴位注射、耳穴贴压、经穴推拿、中药灌肠 （2）根据国家中医药管理局《三级中医医院评审标准（2017 年版）》要求，中医医院开展中医护理技术不低于 10 项，且应用人次逐年上升

表4-5　中医护理方案实施率

项目	内容
一级指标	中医专科护理质量指标
二级指标	中医护理业务开展
三级指标	中医护理方案使用率
指标属性	过程指标
计量单位	%
指标定义	统计周期内，实施某病种中医护理方案的患者数与该病种收治患者总人数的比率
计算方法	实施某病种中医护理方案的患者数/该病种收治患者总人数×100%
指标意义	(1) 反映医疗机构落实国家中医药管理局制定的《中医护理方案》情况 (2) 使用《中医护理方案》规范中医护理行为，为患者提供更好的护理服务
质控目标	达标
备注	(1) 分子说明：中医护理方案指国家中医药管理局下发的中医护理方案，包括喘病（慢性阻塞性肺疾病急性发作期）、肺癌、臁疮（下肢溃疡）、胃脘痛（慢性胃炎）、心衰病（心力衰竭）、胸痹心痛病、眩晕病（原发性高血压）、中风（脑梗死急性期）等 (2) 分母说明：该病种收治患者总人数以患者第一诊断为计算标准

表4-6　中医护理方案辨证施护准确率

项目	内容
一级指标	中医专科护理质量指标
二级指标	中医护理业务开展
三级指标	中医护理方案辨证施护准确率
指标属性	过程指标
计量单位	%
指标定义	统计周期内，中医护理方案辨证施护实施准确患者人数与纳入该病种中医护理方案患者总数的比率
计算方法	中医护理方案辨证施护实施准确患者人数/纳入某病种中医护理方案患者总数×100%

续　表

项目	内容
指标意义	(1) 反映护理人员在落实《中医护理方案》的过程中,给予患者的护理措施的正确度 (2) 辨证是决定护理的前提和依据,施护是护理疾病的手段和方法。通过施护的效果可以检验辨证的正确与否
质控目标	达标
备注	(1) 分子说明 1) 辨证是将四诊(望、闻、问、切)所收集的资料、症状和体征,通过分析、综合,辨清疾病的原因、性质、部位及邪正关系,概括、判断为某种性质的证 2) 施护则是根据辨证的结果,确定相应的护理方法 (2) 纳入:国家中医药管理局下发的中医护理方案相关病种 (3) 排除:属于国家中医药管理局下发的中医护理方案相关病种范围,但未纳入中医护理方案的患者 (4) 中医护理方案辨证施护准确率≥90%

表4-7　中医护理技术临床开展率

项目	内容
一级指标	中医专科护理质量指标
二级指标	中医护理业务开展
三级指标	中医护理技术临床开展率
指标属性	过程指标
计量单位	%
指标定义	统计周期内,接受中医护理技术操作的出院患者人数与出院患者总人数的比率
计算方法	接受中医护理技术操作的出院患者人数/出院患者总人数×100%
指标意义	(1) 反映医疗机构实施中医护理技术的覆盖面 (2) 促进医疗机构积极开展中医护理技术,发挥中医护理特色和优势,注重中医药技术在护理工作中的作用
质控目标	达标
备注	中医护理技术临床开展率≥80%。

表 4-8　中医调理健康知识覆盖率

项目	内容
一级指标	中医专科护理质量指标
二级指标	中医护理业务开展
三级指标	中医调理健康知识覆盖率
指标属性	过程指标
计量单位	%
指标定义	统计周期内,接受中医调理健康知识宣教的住院患者人数与住院患者总人数的比率
计算方法	住院患者中医调理健康知识覆盖人数/住院患者总数×100%
指标意义	(1) 反映护理人员对患者进行中医调理健康知识宣教的落实情况 (2) 促进医疗机构积极开展中医调理健康知识的传播,充分发挥中医未病先防理念,为公众提供健康指导
质控目标	达标
备注	(1) 分析说明：中医调理健康教育是以中医理论为基础,遵循中医整体观与辨证施护的观念,将祖国医学中"未病先防、既病防变"的养生理论运用到临床护理工作的过程,包括情志、饮食、起居、运动等方面 (2) 在护理文书中有所体现 (3) 根据国家中医护理重点专科建设要求(2013 版),中医调理健康知识覆盖率 100%

表 4-9　中医调理健康知识知晓率

项目	内容
一级指标	中医专科护理质量指标
二级指标	中医护理业务开展
三级指标	中医调理健康知识知晓率
指标属性	过程指标
计量单位	%
指标定义	统计周期内,知晓中医调理健康知识的住院患者人数与接受中医调理健康知识宣教的住院患者总人数的比率

续　表

项目	内容
计算方法	住院患者中医调理健康知识知晓人数/住院患者中医调理健康知识覆盖人数×100%
指标意义	(1) 反映医护人员的宣教效果以及患者对知识的掌握程度 (2) 对开展中医调理健康教育工作,包括教育形式、教育内涵等有重要的指导意义 (3) 可指引临床管理者把控过程质量
质控目标	达标
备注	(1) 分析说明:中医调理健康教育是以中医理论为基础,遵循中医整体观与辨证施护的观念,将祖国医学中"未病先防、既病防变"的养生理论运用到临床护理工作的过程,包括情志、饮食、起居、运动等方面 (2) 中医调理健康知识知晓率 100%

(2) 质量控制(表 4－10~表 4－12)

表 4－10　中医护理文书合格率

项目	内容
一级指标	中医专科护理质量指标
二级指标	质量控制
三级指标	中医护理文书合格率
指标属性	过程指标
计量单位	%
指标定义	统计周期内,抽查的中医护理文书合格数与抽查的病例总数的比率
计算方法	抽查的中医护理文书合格数/抽查病历数×100%
指标意义	(1) 中医护理文书合格率是衡量护理服务工作质量的重要指标,对规范书写护理文件、提高护理文件书写质量具有重要意义 (2) 合格率的高低反映护理过程质量,可指引临床管理者把控过程质量
质控目标	达标
备注	(1) 中医护理文书是记录临床护理活动的重要记录,能真实、直观地反映患者住院期间的病情变化,也是评估医院诊疗护理行为是否规范的法律依据 (2) 中医护理文书书写参照卫生部国家中医药管理局印发的《中医病历书写基本规范》及广东省护理专业发展丛书——《临床护理文书规范》(第 2 版)执行

续　表

项目	内容
备注	(3) 中医护理文书合格标准 1) 文书结构完整,能体现患者从入院到出院的护理全过程 2) 中医健康评估体系完整,贯穿整个护理过程,能客观反映病情变化。评估资料完整、客观、真实、动态收集 3) 根据患者情况正确选择高风险评估、专科评估等 4) 高危风险有告知、有护理计划及相应的预防护理措施,有护理结局反馈 5) 全面评估后辨证施护,对存在的健康问题有护理计划,落实针对性护理措施,有护理结局反馈 6) 病情观察、护理检测项目重点突出,能客观反映患者病情变化 7) 要记录病情变化、报告医生、抢救、治疗措施、死亡等时间,时间应当具体到分钟 8) 患者出现检查检验的危急值或进行特殊检查、特殊治疗等,需记录患者情况及处理后的情况 9) 患者出院有出院计划及需延续性护理的指导内容 (4) 根据国家中医护理重点专科建设要求(2013 版),中医护理文书合格率≥90%

表 4 - 11　中医护理技术考核合格率

项目	内容
一级指标	中医专科护理质量指标
二级指标	质量控制
三级指标	中医护理技术考核合格率
指标属性	过程指标
计量单位	%
指标定义	统计周期内,中医护理技术考核合格人次与接受中医护理技术考核总人次的比率
计算方法	中医护理技术考核合格人次/接受中医护理技术考核总人数×100%
指标意义	中医护理技术考核合格率可反映护士中医知识及操作技能的掌握程度,一定程度上决定中医护理质量的高低
质控目标	达标
备注	(1) 依据国家中医药管理局印发的中医医院新入职护士培训大纲,中医护理技术考核项目包括 9 项常见中医护理技术:刮痧、拔罐、悬灸、穴位敷贴、中药泡洗、中药冷敷、中药湿热敷、中药涂药、耳穴贴压 (2) 中医护理技术考核标准,依据中华中医药学会制定发布的《中医护理常规技术操作规程》 (3) 根据国家中医护理重点专科建设要求(2013 版),中医护理技术操作合格率≥90%

表 4－12　中医器具消毒合格率

项目	内容
一级指标	中医专科护理质量指标
二级指标	质量控制
三级指标	中医器具消毒合格率
指标属性	过程指标
计量单位	%
指标定义	统计周期内，中医器具消毒或灭菌合格数与抽查的中医器具总数的比率
计算方法	中医器具消毒或灭菌合格数/抽查的中医器具总数×100%
指标意义	(1) 中医器具消毒合格率反映了中医器具相关感染情况和医院感染防控情况 (2) 发生率的高低与医护人员消毒隔离技术、无菌技术、中医器具集束化管理措施等密切相关，可指引临床管理者把控过程质量 (3) 提高中医器具的消毒抽检合格率，利于患者院内感染发生率的降低，对于加强院内感染控制，改善患者预后 (4) 本指标可用于同级医院间横向比较，评价医院感染控制与护理管理质量
质控目标	达标
备注	相关标准为《医院消毒卫生标准》GB15982—2012 (1) 高度危险性中医器具应无菌 (2) 中度危险性医疗器材菌落总数应<20 CFU/件(CFU/g 或 CFU/100 cm^2)，不得检查出致病性微生物 (3) 低度危险性医疗器材菌落总数应<200 CFU/件(CFU/g 或 CFU/100 cm^2)，不得检查出致病性微生物

3. 结果指标

(1) 中医护理效果评价(表 4－13～表 4－14)

表 4－13　中医护理方案应用效果评价率

项目	内容
一级指标	中医专科护理质量指标
二级指标	中医护理效果评价
三级指标	中医护理方案应用效果评价率
指标属性	结果指标

续 表

项目	内容
计量单位	%
指标定义	统计周期内,实施中医护理方案有进行应用效果评价的患者人数与纳入该病种中医护理方案患者总人数的比率
计算方法	实施中医护理方案有进行应用效果评价的患者人数/纳入该病种中医护理方案患者总人数×100%
指标意义	(1) 反映中医护理方案实施后患者症状的改善情况 (2) 通常以症状改善及相关健康教育内容的落实为主要评价指标
质控目标	达标
备注	(1) 评价标准:通常将症状的护理效果分为四个层次:好、较好、一般、差 (2) 某病种中医护理方案应用效果评价率≥50%

表 4-14 中医护理技术满意度

项目	内容
一级指标	中医专科护理质量指标
二级指标	中医护理效果评价
三级指标	中医护理技术满意度
指标属性	结果指标
计量单位	%
指标定义	统计周期内,接受中医护理技术满意度调查达到 90~100 分患者人数与接受中医护理技术满意度调查的患者总数的比率
计算方法	接受中医护理技术满意度调查达到 90~100 分的患者人数/接受满意度调查的患者总数×100%
指标意义	(1) 中医护理技术满意度指标反映患者对所接收的中医护理服务接受程度及信任度 (2) 通过患者所接受中医护理技术满意度检测,可以促进中医护理质量提升及护理服务人员服务质量提升。可责任到具体护理技术及具体护理人员,从而提高中医护理质量
质控目标	逐步提高

续 表

项目	内容
备注	(1) 满意度调查仅限于对中医护理技术相关的调查,排除其他住院满意度调查 (2) 满意度由患者按照自己的主观感受进行评价 (3) 满意度主要包括: ① 中医护理技术应用效果;② 患者对中医护理技术服务的满意度;③ 患者对中医护理技术的依从性 (4) 满意程度采用5个级度,包括很不满意、不满意、一般、满意和很满意,按百分制计算,满分90~100分则为满意,要求中医护理技术满意度达≥85%

(2) 不良事件(表4-15~表4-23)

表4-15 中医温热疗法烫伤发生率

项目	内容
一级指标	中医专科护理质量指标
二级指标	不良事件
三级指标	中医温热疗法烫伤发生率
指标属性	结果指标
计量单位	%
指标定义	统计周期内,中医温热疗法发生烫伤例次与接受中医温热疗法患者总例次的比率
计算方法	中医温热疗法发生烫伤例次/接受中医温热疗法患者总例次×100%
指标意义	(1) 中医温热疗法烫伤发生率反映了中医温热疗法的使用安全管理情况和医院中医规范护理操作的执行情况 (2) 发生率的高低与医护人员预防医源性烫伤的意识、中医温热疗法器具性能、医院中医温热疗法护理流程规范管控等密切相关
质控目标	逐步降低
备注	(1) 温热疗法烫伤包括各种治疗仪损伤,如红外线治疗仪、频谱治疗仪等;各种物理治疗方法如熏蒸、灸疗、蜡疗、拔火罐等导致的医源性皮肤损伤 (2) 排除: 外科手术造成的手术部位皮肤破损、皮瓣坏死等并发症

表 4 - 16 中医晕针发生率

项目	内容
一级指标	中医专科护理质量指标
二级指标	不良事件
三级指标	中医晕针发生率
指标属性	结果指标
计量单位	%
指标定义	统计周期内,中医针刺类疗法发生晕针例次与接受中医针刺类疗法患者总例次的比率
计算方法	中医针刺类疗法发生晕针例次/接受中医针刺类疗法患者总例次×100%
指标意义	(1) 通过对所在医院或部门的晕针发生率的监测、原因分析,可以降低导致患者发生晕针的风险及其他医疗不良事件的发生率,保障患者安全 (2) 发生率的高低与医护人员操作手法、施针前准备评估工作的完成度和患者体质情况等密切相关,可指引临床操作者把控施针全过程中的有效评估和晕针应急流程的设立
质控目标	逐步降低
备注	(1) 分子说明:晕针主要表现为在针刺过程中患者突然发生头晕、目眩、心慌、恶心,甚至晕厥的现象。常与体位、体质、心理、病理、环境、刺激等因素有关 (2) 此处中医针刺类疗法仅限护士操作的项目,如梅花针、腕踝针、揿针(皮内针)、穴位注射、刺络拔罐等 (3) 排除:非中医针刺类治疗所致晕针

表 4 - 17 中医滞针发生率

项目	内容
一级指标	中医专科护理质量指标
二级指标	不良事件
三级指标	中医滞针发生率
指标属性	结果指标
计量单位	%
指标定义	统计周期内,中医针刺类疗法发生滞针例次与接受中医针刺类疗法患者总例次的比率

续　表

项目	内容
计算方法	中医针刺类疗法发生滞针例次/接受中医针刺类疗法患者总例次×100%
指标意义	(1) 通过对所在医院或部门的滞针发生率的监测、原因分析，可以降低导致患者发生滞针的风险及其他医疗不良事件的发生率，保障患者安全 (2) 发生率的高低与医护人员操作手法、施针前评估和患者体质情况等密切相关，可指引临床操作者把控施针全过程中的有效评估和滞针应急流程的设立
质控目标	逐步降低
备注	(1) 分子说明：滞针主要是进针后或行针过程中，于提插捻转或出针时，操作者针下感觉非常沉重、紧涩，甚至捻转不动，进退困难者，同时患者感到疼痛异常的现象，常因局部肌肉痉挛所致 (2) 此处中医针刺类疗法仅限护士操作的项目，如腕踝针、穴位注射等 (3) 排除：非中医针刺类治疗所致晕针

表 4－18　外用中(成)药的不良反应发生率

项目	内容
一级指标	中医专科护理质量指标
二级指标	不良事件
三级指标	外用中(成)药的不良反应发生率
指标属性	结果指标
计量单位	%
指标定义	统计周期内，发生外用中(成)药的不良反应的住院患者例次与住院患者总床日数的比率
计算方法	发生外用中(成)药不良反应的住院患者例次/住院患者总床日数×100%
指标意义	(1) 反映外用中药/中成药的安全使用情况 (2) 分析引起临床外用中药/中成药不良反应的各种因素，可减少和控制不良反应发生率，制定相关预防对策
质控目标	逐步降低
备注	(1) 外用中(成)药方法包含中药熏蒸、中药沐足、中药热熨、中药贴敷等多种形式 (2) 外用中(成)药常见不良反应 1) 过敏反应，轻者出现皮疹、药物热等，重者可出现休克、死亡 2) 副作用：即治疗作用以外的其他作用，如腹痛、口干、视力模糊、嗜睡、乏力等难以避免的现象

续　表

项目	内容
备注	3）毒性反应，是用药剂量过大或用药时间过久，或人体敏感性较高时出现的对人体有害的反应，如血尿眩晕、耳鸣、耳聋、再生障碍性贫血、白细胞减少、肝、肾产生损害等 4）依赖性与成瘾性，常服某些药物会造成对药物的依赖性或成瘾性，停用后可产生一系列心理上和身体上的不良反应，使药效降低

表 4－19　中药注射液的输液反应发生率

项目	内容
一级指标	中医专科护理质量指标
二级指标	不良事件
三级指标	中药注射液的输液反应发生率
指标属性	结果指标
计量单位	%
指标定义	统计周期内，发生中药注射液输液反应的住院患者例次与使用中药注射液患者总例次的比率
计算方法	发生中药注射液输液反应的住院患者例次/使用中药注射液患者总例次×100%
指标意义	（1）反映中药注射液输液的安全使用情况 （2）分析引起临床中药输液不良反应的各种因素，可减少和控制发生率，制定相关预防对策
质控目标	逐步降低
备注	（1）中药注射液的使用方法为静脉输注形式 （2）中药注射液常见不良反应 1）过敏反应，轻者出现皮疹、药物热等，重者可出现休克、死亡 2）副作用：即治疗作用以外的其他作用，如腹痛、口干、视力模糊、嗜睡、乏力等难以避免的现象 3）毒性反应，是用药剂量过大或用药时间过久，或人体敏感性较高时出现的对人体有害的反应，如血尿眩晕、耳鸣、耳聋、再生障碍性贫血、白细胞减少、肝、肾产生损害等 4）依赖性与成瘾性，常服某些药物会造成对药物的依赖性或成瘾性，停用后可产生一系列心理上和身体上的不良反应，使药效降低

表 4-20　外用中药给药错误发生率

项目	内容
一级指标	中医专科护理质量指标
二级指标	不良事件
三级指标	外用中药给药错误发生率
指标属性	结果指标
计量单位	%
指标定义	统计周期内，发生外用中药给药错误的住院患者例次与住院患者总床日数的比率
计算方法	发生外用中药给药错误的住院患者例次/住院患者总床日数×100%
指标意义	(1) 反映外用中药的安全使用情况 (2) 分析用药错误原因及对护理质量造成的影响，为管理者制定安全外用给药管理的培训计划、改善护理流程管理策略等方面提供依据
质控目标	逐步降低
备注	外用中药方法包含中药熏蒸、中药沐足、中药热熨、中药贴敷等多种形式

表 4-21　内服中药给药错误发生率

项目	内容
一级指标	中医专科护理质量指标
二级指标	不良事件
三级指标	内服中药给药错误发生率
指标属性	结果指标
计量单位	%
指标定义	统计周期内，发生内服中药给药错误的住院患者例次与住院患者总床日数的比率
计算方法	发生内服中药给药错误的住院患者例次/住院患者总床日数×100%
指标意义	(1) 反映内服中药的安全使用情况 (2) 分析用药错误原因及对护理质量造成的影响，为管理者制定安全内服给药管理的培训计划、改善护理流程管理策略等方面提供依据

续　表

项目	内容
质控目标	逐步降低
备注	内服用药包含中药饮片、中成药等液体或固体形式

表 4-22　静脉中药注射液给药错误发生率

项目	内容
一级指标	中医专科护理质量指标
二级指标	不良事件
三级指标	静脉中药注射液给药错误发生率
指标属性	结果指标
计量单位	%
指标定义	统计周期内，发生静脉中药注射液给药错误的患者例次与接受静脉中药注射液给药患者总例次的比率
计算方法	发生静脉中药注射液给药错误的患者例次/接受静脉中药注射液给药患者总例次×100%
指标意义	(1) 反映静脉注射中药的安全使用情况 (2) 分析用药错误原因及对护理质量造成的影响，为管理者制定安全静脉给药管理的培训计划、改善护理流程管理策略等方面提供依据
质控目标	逐步降低
备注	(1) 静脉用药包含静脉滴注、静脉注射等静脉药物使用方法 (2) 排除：非静脉中药注射液引起的给药错误

表 4-23　中医外治医源性皮损发生率

项目	内容
一级指标	中医专科护理质量指标
二级指标	不良事件
三级指标	中医外治医源性皮损发生率
指标属性	结果指标

续 表

项目	内容
计量单位	%
指标定义	统计周期内,接受中医外治疗法发生医源性皮损例次与接受中医外治患者总例次的比率
计算方法	接受中医外治疗法发生医源性皮损例次/接受中医外治患者总例次×100%
指标意义	(1) 分析因中医外治所致的医源性皮肤损伤的发生现状、趋势、特征及影响因素 (2) 为预防、控制医院中医外治法实施的安全管理活动提供科学依据 (3) 通过环节质控可减少患者不必要的痛苦,降低感染率,减轻患者、社会的经济负担,提高满意度,减少医疗纠纷的发生
质控目标	逐步降低
备注	(1) 医源性皮损是指在医疗护理诊疗中由于操作不当或者仪器故障所造成与原发病无关的皮肤损伤 (2) 中医外治医源性皮损发生率特指由中医外治法所引起的医源性皮损 (3) 排除:患者原有疾病所致的皮肤损伤

(五) 中医护理质量控制指标的应用

在中医护理领域,质量控制指标的应用是保障患者安全、提升护理服务水平、提高医疗服务质量的关键。通过系统化的评价和应用流程,能够确保中医护理服务的持续改进和优化。

1. 持续改进措施的制定与实施

通过对中医护理质量控制指标体系的深入分析,能够识别出护理服务中的不足之处,并据此制定具体的改进计划。在过程指标方面,通过对护理操作规范性的评价,可以发现操作流程中的缺陷,并采取针对性的改进措施,如加强培训和监督,以提高护理操作的规范性。结果指标的分析则直接反映了护理服务的效果,如患者满意度和不良事件发生率,这些数据可以指导制定更为精准的改进计划。此外,通过对比分析质控指标数据,可以评估改进措施的长期效果。例如,通过对患者中医温热疗法烫伤发生率的数据分析,可以识别出烫伤风险,并针对性地制定预防措施，然后跟踪这些措施的实施效果，以确保持续降低烫伤事件的发生率。

2. 绩效考核与激励机制

将护理质量评价结果与绩效考核直接挂钩是一种有效的激励机制。可以量化护理人员的工作表现，将评价结果作为考核的重要依据。例如，通过分析患者满意度、护理不良事件发生率等结果指标，评估护理人员的工作表现，并据此进行绩效考评。对于表现优秀的护理人员，提供奖金、晋升机会等激励措施，以鼓励他们继续保持高质量的工作表现。

3. 教育培训与知识技能提升

通过对护理质量评价结果的分析，可以识别出护理人员在哪些领域需要进一步的培训和教育。例如，如果评价结果显示中医温热疗法烫伤发生率较高，那么就需要对护理人员进行更严格的中医护理操作培训。针对性的教育培训计划应包括理论知识和实践技能两个方面。理论知识培训可以提高护理人员对中医护理原理的理解，而实践技能培训则可以提升操作技能，减少操作失误。教育培训计划实施后，需要对培训效果进行评估。可以通过测试、实际操作考核等方式来评估护理人员的知识技能提升情况，确保教育培训计划的有效性。

评价结果还可以用于优化教育培训资源的分配。通过分析评价结果，可以确定哪些培训资源是最有效的，并据此调整资源分配，确保资源能够被用在最需要的地方。通过将评价结果与教育培训相结合，可以确保护理人员的知识技能得到持续提升，从而提高整个中医护理团队的专业水平和服务质量。

4. 人力资源结构优化

评价结果还用于人力资源结构的优化。通过护理人力资源配置与评价，能够更合理地分配护理资源，确保护理服务的高效运行。例如，通过分析结构指标中的中医院校或中医护理专业护士的占比，可以发现人力资源配置的不足，并据此调整招聘计划和培训方案，以提升护理团队的专业能力。并且，可通过分析患者满意度和护理并发症发生率等结果指标,可以评估不同科室的护理人员配置是否合理,并据此进行调整。

中医护理质量控制指标的应用涵盖了从持续改进措施的制定到人力资源结构的优化等多个方面,这些应用不仅提高了护理服务质量,还增强了患者满意度,为中医护理的现代化和国际化发展奠定了坚实的基础。

(六) 中医护理质量控制指标的问题与挑战

中医护理质量监控指标体系的实施虽然取得了积极成果,但在实际操作中仍面临若干挑战和问题。

1. 数据采集的挑战

数据采集过程中存在的主要问题包括护理人员工作量大,导致配合采集数据的难度增加。此外,特定数据的收集依赖于特定的工具和设备,而这些工具和设备的操作需要相应的培训和指导。

2. 数据分析的复杂性

由于数据量大且类型多样,数据分析变得复杂。这要求运用多种统计方法和分析工具,对数据进行清洗、统计和分析,以提取出有价值的信息。

3. 指标体系的动态调整需求

鉴于中医护理服务的特点和需求在不断变化,指标体系需要定期进行评估和修订,以适应新的服务需求和质量标准,实现动态调整和优化。

4. 人员培训与教育的必要性

为确保指标体系的有效执行,必须对护理人员进行系统的培训和教育,提升他们对指标体系的认识和理解,以及数据收集和分析的能力,这需要投入相应的时间和资源。

构建和应用中医护理质量监控指标体系是一项系统性工程,需要各方面的共同努力和协作。通过持续的实践和改进,可以逐步优化指标体系,提升中医护理服务质量,从而为患者提供更优质的护理服务。

第三节
中医护理标准化服务体系的建设与实践

随着经济全球化与中医药标准化战略的推进，中医护理标准化已成为提升服务质量、推动学科发展的核心任务。自 2016 年《中华人民共和国中医药法》颁布以来，国家陆续出台《“健康中国 2030”规划纲要》《中医药标准化行动计划（2024—2026 年）》等政策，明确将中医护理标准化纳入国家战略。当前，中医护理在技术操作、护理计划、文书记录等方面已取得阶段性进展，但仍面临标准覆盖面不足、人才短缺、质控体系不完善等挑战。本文基于最新政策导向与实践案例，系统构建中医护理标准化服务体系，为行业规范化发展提供理论与实践参考。

一、中医护理标准化建设背景

1. 政策与战略支撑

国家层面将标准化作为提升中医药竞争力的核心手段，2024 年《国家中医优势专科（培育）建设项目实施方案》明确提出“构建具有专科特色、可复制推广的亚专科护理方案”，要求强化中医护理技术同质化发展与质量控制。《中医药标准化行动计划（2024—2026 年）》进一步强调建立健全中医药标准体系，推动中医护理在“医、护、技”全链条的标准化建设。此外，《进一步改善护理服务行动计划（2023—2025 年）》提出“加强中医护理重点专科建设”，为标准化服务体系提供了政策保障。

2. 行业发展需求

中医护理作为中医药学的重要组成部分，其标准化是实现服务同质化、提升临床疗效的关键。当前,中医护理技术如艾灸、拔罐、穴位敷贴等临床应用广泛,但存在操作规范不统一、疗效评价缺乏量化指标等问题。据统计,全国三级中医医院中医护理技术开展率平均为 72%,但不同地区差异显著,亟须通过标准化建设缩小差距。同时,随着智慧医疗的发展,电子护理文书、智能质控系统等信息化手段的应用,对标准化流程提出了更高要求。

二、中医护理标准化建设现状

中医护理在标准化建设方面已取得显著进展,从技术操作到护理计划,从护理文书到护理质控,各项标准化实践正推动中医护理向科学、规范方向发展:

1. 技术操作标准化

《中医护理常规技术操作规程》作为我国唯一的中医护理行业标准,自 20 世纪 80 年代起历经四次修订。2008 年国家中医药管理局全面修订,明确 22 项常用中医护理操作流程并配流程图。各地医疗机构也制定了符合自身情况的标准,如江苏省中医院的 70 项中西医专科护理技术操作流程和评价标准,广西中医学院第一附属医院的 15 项常用中医护理操作评分标准等,为技术规范应用提供保障。

2. 护理计划标准化

国家中医药管理局组织编写《中医标准护理计划》系列丛书,以内科、外科、妇科、儿科分册形式,将整体观念和辨证施护融入护理实践。台湾长庚纪念医院等机构通过问卷调查确立护理计划内容,广东省中医院和中国中医科学院广安门医院开发应用电子结构化病历系统,提高护理计划执行效率和准确性。

3. 护理文书标准化

成都中医药大学附属医院基于“中医护理病历标准化研究”课题,制定包括格式规范、书写规范和评分标准在内的中医护理病历标准。湖北省卫健委组织专家编写并修订相关评价标准,规范全省中医护理文书书写质量。

4. 团体与地方标准建设

中华中医药学会护理分会组织专家制定 18 项中医护理技术评分标准，推动技术规范化应用。各地医疗机构积极探索，如浙江省中医院基于“结构—过程—结果”三维质量模型构建中医护理方案实施质量评价体系。

5. 现存挑战

中医护理人力资源缺乏，尤其具备扎实中医理论知识和技能的护理人员不足。中医护理操作临床开展受护理管理制度、治疗条例等多因素制约。中医护理学科科研创新不足，影响标准化建设深入发展。

三、中医护理标准化服务体系构建

1. 体系框架与目标

基于“物理—事理—人理”方法论，构建“三维”标准化服务体系。

（1）物理层面：聚焦硬件设施、经费保障、标准文件建设。

（2）事理层面：涵盖技术操作、质量控制、服务流程标准化。

（3）人理层面：侧重人才培养、团队建设与医患协同。

2. 核心内容

（1）技术操作标准化模块

1）制定《中医护理技术操作规范汇编》，包含艾灸、刮痧等 30 项技术的操作流程、禁忌证及应急处理标准。

2）建立“技术准入—培训—考核”机制，如针灸类技术需通过专项认证，考核合格率≥90% 方可执业。

3）引入 VR 模拟培训系统，有研究试点医院数据显示，标准化培训使操作规范率从 82% 提升至 96%。

（2）信息化支撑体系

1）构建“中医护理智能质控平台”，通过 AI 识别舌象、脉象数据，辅助辨证分型，误差率≤5%。

2）开发标准化护理文书系统，自动校验辨证术语匹配度，文书合格率提升至98%。

3）建立区域中医护理数据中心，实现技术开展率、质控指标等数据的实时监测与分析。

（3）人才培养与评价

1）实施“3+3+3”培养模式：3年院校教育+3年临床规范化培训+3年专科进修。

2）设立“中医护理标准化人才库”，要求骨干人才每年完成100学时标准化培训，考核达标率≥80%。

3）引入“师承+标准化”培养，如名中医工作室与标准化课程结合，培养复合型人才。

四、中医护理标准化服务体系实施路径

1. 硬件条件标准化建设

按照《国家中医优势专科（培育）建设项目实施方案》要求，逐步配置专科护理设备，提升临床护理服务能力。推动医护协同发展，完善护理质量管理信息系统，实现智能化闭环管理。

2. 人才队伍标准化培养

（1）优化人才队伍结构，完善培养模式，建设人才培育高地。

（2）提升专科带头人能力，对标行业领军人才，拓宽培育路径。

（3）加快专科骨干培养，构建多元化考评体系，搭建人才发展阶梯。

（4）推进名中医“师承”项目、中医特色护理技术资质培养及认证项目。

3. 护理服务标准化优化

（1）围绕脑卒中、慢性肾脏病等优势病种，优化不少于1个护理方案，提升专病护理水平。

（2）推进亚专科（脑病、肾病、心脏、骨科）标准化建设，形成可复制推广的

护理方案。

(3) 强化中医护理临床思维培训,开展针对性专项培训,提升中医护理能力。

4. 科研与临床标准化结合

(1) 以患者为中心,找准临床研究切入点,围绕中医护理门诊建设、人才培养模式等领域开展科研。

(2) 培养专科人才研究能力,建立科研创新团队,推动成果转化应用。

5. 辐射带动标准化推广

(1) 加强专科医疗协作,响应医联体建设,落实"专家下沉、技术下沉、人才下沉、管理下沉、文化下沉"。

(2) 开展多样化帮扶活动,成立"名护工作室"、派驻骨干、开展培训等。

(3) 牵头制定行业护理方案,举办粤港澳大湾区交流会议,推广标准化经验。

6. 信息化标准化建设

持续建设智能化护理信息系统,完善闭环流程,实现数据标准化采集与管理。

利用信息化手段支撑标准化体系运行,提升管理效率与服务质量。

7. 广东省中医院优势

广东省中医院作为广东省质量监督管理局首批标准化试点及示范点建设单位,在中医护理服务体系标准化建设方面积累了丰富经验。2015 年获得广东省市场监督管理局"现代服务业标准化试点"项目,将"统一、简化、协调、优化"标准化原理引入中医护理服务领域。2015—2018 年,借鉴国内外行业标准体系研究成果,依据《服务业组织标准化工作指南》(GB/T 24421—2009),结合中医护理特点,构建了中医护理服务通用基础标准体系、服务保障标准体系、服务提供标准体系三大子体系。2020 年再度评为广东省"现代服务标准示范点",持续优化中医护理服务体系,探索制定中医护理门诊标准体系,并推广成功经验,带动中医护理服务行业整体水平提升。

五、中医护理标准化服务体系的应用与持续改进

1. 实施流程

（1）标准宣贯：组织护理人员开展标准化培训，确保理解并掌握标准要求。

（2）试点运行：选择重点科室进行标准化体系试点，收集实践数据。

（3）评估调整：基于试点结果，对标准进行评估与修订，完善体系内容。

（4）全面推广：在全院范围内推广标准化体系，建立常态化监督机制。

2. 持续改进机制

（1）数据监测：通过信息化系统采集结构、过程、结果维度数据，定期分析评估。

（2）PDCA循环：针对存在问题，运用计划（Plan）、执行（Do）、检查（Check）、处理（Act）循环持续改进。

（3）动态更新：根据临床实践、科研成果及政策要求，及时修订标准，确保科学性与实用性。

3. 绩效考核与激励

将标准化执行情况纳入护理人员绩效考核，与奖金、晋升等挂钩。对标准化工作表现突出的团队和个人给予表彰奖励，激励全员参与。

第四节
中医护理发展面临的挑战与瓶颈

近年来，随着国家对中医药事业的高度重视，《中华人民共和国中医药法》等一系列政策法规的出台为中医护理的规范化、标准化发展奠定了坚实的法律基础，“十二五”“十三五”及“十四五”中医药发展规划均明确提出要加强中医

护理的发展，发挥其特色优势。在此背景下，中医护理迎来了前所未有的发展机遇。其服务内涵持续拓展，服务范围逐步从医疗机构拓展至社区、家庭和养老机构，初步形成了以医疗机构为支撑、社区为依托、居家为基础的全方位中医护理服务体系。同时，中医护理的国际影响力亦逐步提升，尤其在“一带一路”倡议下，通过建设高质量中医药海外中心等举措，为人类健康事业贡献力量。中医护理标准化在技术操作、护理计划、护理文书、护理质控等方面已取得了一定进展，各地医疗机构也积极探索，形成了各具特色的中医护理模式，其在促进患者康复、提高生活质量等方面发挥的重要作用日益凸显，学科地位与社会认可度逐步提升。然而，在快速发展的同时，中医护理在教育、学科建设方面仍面临挑战。

一、教育体系的困境与文化传承危机

（一）师资队伍与培养机制断层

教育部2023年数据显示，全国中医护理专业教师中，具有10年以上临床经验的仅占18%，西医背景教师占比超60%。这种结构性矛盾源于两个维度：一是师资准入标准模糊，某三甲中医院2022年调查显示87%的中医护理教师未系统学习过教育学理论；二是区域发展不均衡，东部地区中医护理师资硕士以上学历占比达45%，而西部仅为17%（国家中医药管理局2022年区域发展报告）。这种师资结构可能导致“辨证施护”核心能力培养失位，学生临床思维能力培养存在缺陷。

（二）教材体系与临床实践脱节

中华中医药学会2022年调研显示，中医护理教材存在理论脱离临床实践的问题，经典与现代研究差异达53%，中医护理内容仅占25%。教材体系存在两个维度的分离：一是经典理论与现代研究割裂，如《伤寒论》护理原则在临床教学中仅占18%课时；二是区域教材存在差异。这种分离可能导致学生知识体系碎片化，如在糖尿病足护理等中医优势领域，仅28%的毕业生能熟练运用“内外合治”理念。

（三）院校教育中医文化浸入挑战

教育部2023年教学评估显示，部分中医护理专业学生难以理解《黄帝内经》辨证施护原理，部分临床护士机械套用西医评估量表。这种倾向体现在：课程设置西医占比超65%；实训教学西医设备使用率达73%；考核体系辨证施护案例分析仅占期末考核的15%（《中国中医药教育发展报告》2023）。辨证施护是中医护理精髓，但目前中医医疗机构护士缺乏系统中医思维训练。如何确保辨证施护环节同质化落实是中医护理方案实施过程中的一大难点。

二、学科体系建设的滞后与规范化难题

（一）中医护理术语体系与操作标准亟待完善

《千金翼方》："医者，意也。善于用意，即为良医。"道出中医诊疗的精髓，但现代中医护理有着术语体系、操作标准混乱的境况。这种理论建设的滞后可能直接导致临床应用的不规范。

（二）科研创新能力不足，循证依据有待加强

2022年中医护理领域国家自然科学基金立项数仅占护理学科5.2%，中医护理领域的科研经费仅占整个医学科研经费的5%左右，且多为小规模研究，高质量循证研究仍需加强，以形成更多的、突破性的中医护理成果。

第五节 破解传承与创新困境，中医护理的未来之路

中医护理人始终不忘其根，深知"传承"是中医护理的责任与担当。"同呼

吸，共命运”，既是对文化传承的致敬，也是对未来的探索。在理论与实践的结合中，中医护理既要守护根脉，又要适应时代需求，为中医药事业的繁荣注入新的活力。通过传承与创新的深度融合，中医护理将继续为人民群众的健康保驾护航，为中医药事业的全球化发展贡献力量。如何让中医护理的专业技能在时光长河中得以延续，如何让中医护理融合创新，焕发新生，也是我们深度探索的方向。

一、深化中医护理教育改革

（一）优化课程体系与教学内容

深化中医护理专业课程体系的改革，增加中医基础理论、中医特色技术、中医护理学基础等课程的比重。结合临床实际需求，不断更新教学内容，确保中医护理教育的实用性和前瞻性。改进教学模式，注重实践教育，加强中医药院校与医院的合作，为护理专业学生提供临床实践机会，提高其实践能力。

（二）发展中医护理教育和在职教育

医学发展的迅速，护理模式的改变，护理学在概念、理论实质内容上都发生了很大的变化，更加要求护理人员接受护理高等教育和继续教育来主动认识和研究新理论、新技术的发展动向，并运用到中医护理实践中去。同时，建立完善的岗前培训、毕业后教育和继续教育在内的终身教育体系，通过系统性、规范化的护理教学与岗位培训，优化中医护理人员的结构层次，提高中医护理人员质量，形成适合中医护理工作发展需要的人才培养模式。

二、打造多元化中医人才培养模式

（一）扩大中医护理招生与培训规模

国家应加大对中医护理高等院校的投入力度，鼓励社会办学，并加强监管。高等院校应扩大中医护理专业的招生规模，增加中医护理人才的培养数量，通过增加招生计划、提高奖学金等方式吸引更多优秀学生报考，并通过宣传中医护理的优势和发展前景，提高学生对该专业的认知度和兴趣。同时，开展多层次、多形式的中医护理培训，包括短期培训班、进修班等，提高现有护理人员的中医护理技能。

（二）完善中医护理的继续教育培训

通过新入职护士规范化培训、“西学中”的培训与考核、中医护理骨干人才培养、中医护理治疗专科护士培训及中医护理人员师承培养等多种方式，搭建中医护理人员的职业成长路径，进一步完善中医护理人员培养体系，争取培育出具有中医思维的高层次、专家型中医护理人才，以壮大中医护理队伍，适应中医护理的发展。此外，鼓励和支持中医护理在职人员继续深造，攻读硕士、博士学位，鼓励学习师承中医技术，提升学历层次和专业素养。

三、拓展中医护理服务领域与模式

（一）深化内涵建设，拓宽中医护理服务广度

1. 秉持核心理念，彰显中医护理特色

中医护理强调“整体观念”与“辨证施护”。护理学科已进入专业化时代，深化中医护理服务内涵，提高专科专病中医护理服务能力，关键在于运用中医理论知识对患者进行全面的健康状况评估与辨证分析，制定并实施个性化的整体护理计划。护理措施需随“证”而变，确保辨证精准、施护得当，从而促进患者康复。这要求将中医整体护理观贯穿于临床实践，传承与创新中医非药物疗法，如腕踝针、穴位注射、按摩、拔罐、中药雾化、贴敷等，充分发挥其在专科专病护理中的特色优势。

2. 促进中西医护理融合，提升综合服务效能

中西医结合是中医护理发展的重要趋势。依据《“十四五”中医药发展规划》提出的“宜中则中，宜西则西”原则，在临床实践中，应积极推动中医护理与

西医护理的有机结合。通过优势互补,形成更为整体化、个性化的护理模式,从而为患者提供更全面、有效的护理服务。“治未病”与健康管理作为“中西医并重”卫生方针的具体体现,在我国发展中医特色健康管理,实现中医药在“治未病”中的主导作用,促进“治未病”理念与健康管理的深度融合至关重要。

3. 加强多学科协作,优化整合护理资源

中医护理的科学发展与创新进步,离不开与其他相关学科的交叉研究与协作。应加强与中西医临床医学、心理学、营养学、康复医学等多学科的合作与交流,充分利用各学科的理论、技术与资源优势。通过构建多学科联动模式,根据患者病情制定跨专业的综合性、个体化护理方案,整合医疗、护理、康复等多方面资源,以满足患者多样化的健康需求,进一步提升护理质量与效率,改善患者就医体验与康复效果。

(二)创新服务模式,筑牢中医护理服务深度

1. 完善中医护理门诊建设与规范化管理

中医护理门诊的建设与发展,顺应了国家健康战略导向与人民健康需求,对于覆盖全生命周期的健康服务具有重要意义。广东省中医院自 2006 年首家门诊开设以来,各地中医护理门诊在常见病、多发病及慢性病防治中发挥了独特作用。然而,其发展仍面临出诊护士资质与权责、技术收费标准,以及社会认知度等瓶颈。因此,必须持续探索和完善中医护理门诊的运行机制与管理规范,解决突出问题,确保其规范、健康、可持续发展。

2. 构建“医院—社区—家庭”三位一体服务网络

推动中医护理服务创新,满足多元需求,关键在于构建从医院到社区,再到家庭的连续、协同、整合的中医护理服务体系。随着人口老龄化的加速,大型中医院的优质护理资源向社区延伸,开展居家护理服务已成为必然趋势。例如,针对中风后康复或慢性伤口患者,可利用智能护理终端设备,通过远程视频指导家属进行中医特色康复护理(如穴位按摩),结合远程监测技术实时评估患者恢复情况,有效提升家庭护理的专业性与效率。

3. 推进“互联网+中医护理”智慧服务

积极响应国家“互联网+医疗健康”及“互联网+护理服务”的发展战略，推动中医护理服务的数字化与智慧化转型。应充分利用信息技术平台，遵照相关制度与标准，在地方政策支持下，完善和细化在线咨询、健康评估、个性化养生指导、慢病随访管理、中医护理技术远程指导等服务流程。结合分级诊疗体系建设，促进中医护理资源的区域共享和医联体内推广，使优质中医护理服务惠及更广泛人群。

4. 科技赋能提升专业内涵与服务效率

传承与创新是中医护理发展的双翼。在坚守中医核心理论与实践“基本功”的同时，必须积极拥抱现代科技，以科技赋能提升专业内涵，促进服务升级。科研创新是中医护理现代化的核心动力。例如，研发并应用智能艾灸机器人将传统灸法标准化；运用电子刮痧仪量化治疗参数，提升疗效；结合可穿戴设备监测中药泡洗联合穴位按摩治疗糖尿病足的创面数据等，均是科技赋能中医护理实践的体现。这些创新有助于提升中医护理的精准性、有效性和服务效率。

（三）深耕特色领域，满足特定人群健康需求

1. 大力发展社区中医护理与健康促进

随着大众健康观念的转变和老龄化社会的到来，中医护理应积极拓展在社区的服务范围与能力。面向社区居民，大力宣传和普及“未病先防”“药食同源”“内外兼养”等中医养生保健知识与理念，推广简便验廉的中医适宜技术，使中医健康生活方式深入家庭、深入人心。特别是在慢性病社区调理、老年人健康管理、亚健康状态干预等方面，中医护理可发挥重要作用。

2. 积极探索“中医护理+医养结合”新模式

针对我国人口老龄化进程加快、老年人群失能和慢性病高发等问题，“医养结合”成为重要的养老模式。中医护理应积极融入医养结合服务体系，充分发挥中医药在养生保健、治未病、老年慢病管理及康复等方面的独特优势。通过整合医疗与养老资源，为老年人提供包括中医药膳、特色护理技术、整体照护、

中医养生指导等在内的综合服务，改善老年人生活质量，提升其身心健康水平，是应对老龄化挑战的有效途径。

3. 深化“中医护理+慢病管理”专业实践

中医护理以“整体观”“治未病”“辨证论治”等理念为指导，在慢性非传染性疾病管理方面具有天然优势。鉴于慢性病病程长、病情复杂且给患者、家庭及社会均带来沉重负担的特点，应充分利用中医药“全方位、全生命周期”的健康服务模式，将中医特色护理更深层次地融入慢病筛查、干预、管理、康复的全过程，对于提升慢病管理效果、推广中医健康管理模式具有重大意义。

四、提升中医护理社会认同与影响

（一）多维宣传以筑牢公众认知度

基础公众认知是中医护理发展的首要前提。在北京市某社区开展的“中医护理进万家”活动中，通过制作图文并茂的《四季养生手册》，结合 VR 技术还原《黄帝内经》中的护理场景，使居民直观感受药膳食疗的调配过程。某三甲医院在微信公众号推出的“穴位养生”专栏中，详细记录了运用耳穴压豆治疗失眠的案例：患者王某通过连续三周的耳穴贴压，睡眠质量评分从 PSQI 18 分降至 7 分，显著改善了入睡困难症状。这些生动的实践案例配合义诊活动中演示的刮痧退热、小儿推拿止泻等适宜技术，有效提升了公众对中医护理的信任度。合理开展结合互联网平台智慧科普，通过文章推送或者视频播放的方式更新中医护理火龙罐技术治疗肩颈劳损慢性炎症的全过程，单场观看阅读量综合突破 50 万人次。

（二）国际标准彰显文化自信

广东省中医院积极参与国际护理标准制定。在 WHO 传统医学术语标准修订中，中医护理术语“辨证施护”“经络调理”等概念被正式纳入。中医护理国际培训基地培养的师资团队，在非洲国家开展糖尿病足护理培训，运用中药湿敷配合穴位按摩方案，使溃疡愈合率提升25%。在共建“一带一路”国家，中国医疗队运用“平衡罐法”治疗腰肌劳损，治愈率90%，相关成果发表于《国际护理研究》期刊。广东省中医院通过建立中医经典科、开展“杏林寻宝”等特色项目，助力高水平护理人才团队的建设，培养各层级护士的专科技能，形成“培养、吸引、用好人才”的闭环。同时，注重中医护理与多学科联动，结合中西医优势，推动中医护理服务的创新与发展。在信息繁杂的现代社会，广东省中医院以“精明眼”吸纳百家之长，精准打造基础扎实、各具特长的中医护理人才，为中医护理事业的传承与创新注入新活力。

路虽远，行则将至。广东省中医院以“谋大事者首重格局”的担当，不断探索中医护理的发展路径，为中医护理事业的诗与远方贡献力量。通过传承与创新的深度融合，医院不仅提升了中医护理的服务质量，更为中医药事业的全球化发展树立了典范。未来，广东省中医院将继续以患者需求为导向，推动中医护理学科的高质量发展，为人民群众的健康保驾护航。

参考文献

[1] 国家中医药管理局.《中医药标准化行动计划(2024—2026 年)》, https://www.gov.cn/zhengce/zhengceku/202407/content_6965475.htm, 2024-6-17, 2024-12-24.

[2] 邵雅双, 苏倩, 吴白女, 等. 中医护理方案实施质量评价体系的构建[J]. 中华护理杂志, 2024, 59(18): 2244-2250.

[3] 刘竹韵, 林美珍, 刘杨晨, 等. 中医护理门诊护士处方权准入资质与内容的构建[J]. 护理学杂志, 2024, 39(20): 74-78.

[4] 邵雅双, 苏倩, 阚亚楠, 等. 中医护理质量评价指标相关文献范围综述[J]. 中国医院, 2024, 28(4): 36-40.

[5] 冯冬林, 刘念, 蔡瑜. 加强中医思维培养在中医护理专科发展中的重要意义[J]. 中医药管理杂志, 2023, 31(18): 157-159.

[6] 周悦, 李玲. 基于 CiteSpace 的近十年我国中医护理研究热点及发展趋势分析[J]. 护理学, 2023, 12(3): 285-295.

[7] 梁瑞婷. 基于 Donabedian 模式的中医护理质量敏感指标体系构建及初步应用研究[D]. 济南: 山东中医药大学, 2022.

[8] 施展, 史楠楠, 王燕平, 等. 中医药标准化工作述评[J]. 中国中医基础医学杂志, 2022, 28(2): 302-304.

[9] 沈倩倩, 吴群, 刘忠梅. 医养结合背景下护理管理工作中发挥中医药优势的实践探索[J]. 中医药管理杂志, 2022, 30(6): 219-221.

[10] 叶红, 魏琳, 林美珍, 等. 中医护理服务标准体系的构建[J]. 护理学报, 2022, 29(10): 34-38.

[11] 张素秋, 王晓红, 樊艳美, 等. 传承与创新 融合与发展——中医临床护理十年发展与思考[J]. 中国护理管理, 2022, 22(12): 1775-1779.

[12] 国务院. 国务院办公厅印发关于加快中医药特色发展若干政策措施的通知, https://www.gov.cn/gongbao/content/2021/content_5588816.html, 2021-1-22, 2024-10-30.

[13] 梁瑞婷, 冯凤, 李平, 等. 中医护理质量敏感指标的构建[J]. 中华护理杂志, 2021, 56(10): 1522-1527.

[14] 张文秋, 唐文聃. 浅析临床护理服务标准体系的构建[J]. 中国标准化, 2021(1): 40-43.

[15] 中国标准化研究院. 标准研究 标准体系构建原则和要求 GB/T 13016-2018[S]. 北京: 中国标准出版社, 2018: 2-3.

[16] 蒋文春, 温贤秀, 顾凤娇, 等. 应用德尔菲法和层次分析法构建血液透析室护理管理质量评价标准体系[J]. 护理学报, 2018, 25(18): 16-21.

[17] 杨莉莉, 孙秋华, 何桂娟. 中医护理在医养结合养老模式中的应用优势与发展对策[J]. 中医药管理杂志, 2018, 26(2): 9-11.

[18] 李素莲, 刘念, 郭梦菲. 52 个中医护理方案临床实践探索. 中国卫生产业, 2017(35): 26-33.

[19] 国务院.国务院关于印发中医药发展战略规划纲要(2016—2030年)的通知,https://www.gov.cn/zhengce/content/2016-02/26/content_5046678.html,2016-2-26,2024-11-30.
[20] 廖若夷,张月娟.论强化中医思维是中医护理专科发展的关键[J].中医药导报,2016,22(24):117-121.
[21] 皮红英,王玉玲.护理标准化体系的构建与临床实践[J].中国护理管理杂志,2015,15(8):899-901.
[22] 张广清,林美珍,叶红,等.中医护理质量指标体系的构建[J].护理管理杂志,2013,13(12):840-842.
[23] 谢秀丽,卢传坚.医院标准体系构建的理论与方法研究[J].标准科学,2013,2(3):39-42.
[24] 刘继芬,万长秀.中医护理标准体系构建研究[J].湖北中医杂志,2011,33(11):68-69.
[25] 宇文亚,韩学杰.中医药标准化的现状分析与思考[J].世界科学技术,2011,13(3):445-449.
[26] 全国服务标准化技术委员会.服务 服务业组织标准化工作指南 第2部分:标准体系:GB/T 24421.2—2009[S].北京:中国标准出版社,2009:1-2.
[27] 国家中医药管理局.《中医药标准化发展规划(2006—2010年)》,http://www.natcm.gov.cn/guicaisi/gongzuodongtai/2018-03-24/2202.html.2006-7-17,2024-12-1.

www.ingramcontent.com/pod-product-compliance
Lightning Source LLC
Chambersburg PA
CBHW041755220926
51847CB00014B/211
* 9 7 8 7 5 4 7 8 7 3 5 0 2 *